TITRES

ET

TRAVAUX SCIENTIFIQUES

DU

D' J. ROUBINOVITCH

—

G. Steinheil, Éditeur

1910

TITRES

ET

TRAVAUX SCIENTIFIQUES

DU

Dr J. ROUBINOVITCH

———— * ————

PARIS

G. STEINHEIL, ÉDITEUR

2, RUE CASIMIR-DELAVIGNE, 2

1910

TITRES

EXTERNE DES HÔPITAUX DE PARIS DE 1885 A 1888.
(Médaille de bronze de l'Assistance publique.)

INTERNE DES ASILES DE LA SEINE DE 1888 A 1891.
(Reçu avec le n° 1 au concours de 1888.)

DOCTEUR EN MÉDECINE, EN 1890.

LAURÉAT DE LA FACULTÉ DE MÉDECINE DE PARIS
(Prix des thèses, 1891.)

CHEF DE CLINIQUE DES MALADIES MENTALES A LA FACULTÉ DE MÉDECINE
DE PARIS, 1894-1897.

MEMBRE DE LA SOCIÉTÉ MÉDICO-PSYCHOLOGIQUE DE PARIS, 1895.

LAURÉAT DE L'ACADÉMIE DE MÉDECINE
(Prix Lefèvre, 1896, et récompense sur le prix Saintour, 1896).

MEMBRE DE LA COMMISSION INSTITUÉE AU MINISTÈRE DE L'INSTRUCTION PUBLIQUE
POUR L'ÉTUDE DE LA LUTTE CONTRE L'ALCOOLISME PAR L'ÉCOLE, 1896.

MÉDECIN-ALIÉNISTE DE LA SALPÊTRIÈRE ET DE BICÊTRE, 1898.

MÉDECIN EN CHEF DE L'ASILE DU SAUVETAGE DE L'ENFANCE, 1898.

MEMBRE DE LA SOCIÉTÉ MÉDICALE DES HÔPITAUX, 1899.

MÉDECIN-EXPERT PRÈS LE TRIBUNAL DE LA SEINE, 1899.

OFFICIER DE L'INSTRUCTION PUBLIQUE, 1901.

MEMBRE DE L'ASSOCIATION DE L'ENSEIGNEMENT MÉDICAL DES HÔPITAUX
DE PARIS, 1906.

MÉDECIN-ALIÉNISTE, CHEF DE SERVICE A BICÊTRE, 1907.

MEMBRE DE LA SOCIÉTÉ DE MÉDECINE LÉGALE DE FRANCE, 1908.

MEMBRE DU CONSEIL SUPÉRIEUR DE L'ASSISTANCE PUBLIQUE, 1908.

MEMBRE DE LA SOCIÉTÉ DE PSYCHIATRIE, 1908.

MEMBRE DE LA SOCIÉTÉ CLINIQUE DE MÉDECINE MENTALE, 1908.

ENSEIGNEMENT

Chef de clinique des maladies mentales à la Faculté de Paris, 1894-1897.

Délégué de M. le Ministre de l'Instruction publique pour faire des conférences aux instituteurs de Paris et des départements dépendant de l'Académie de Paris sur l'éducation anti-alcoolique des enfants, 1897.

Conférences d'hygiène anti-alcoolique dans les Écoles primaires supérieures et Écoles Normales de la Seine, 1895-1910.

Conférences cliniques sur les maladies mentales à la Salpêtrière en 1898, 1899, 1900, 1901 et 1902.

Cours libre de psychiatrie à la Faculté de médecine de Paris en 1902, 1903, 1904 et 1905.

Conférences sur les maladies mentales aux élèves de l'*Association de l'enseignement médical des Hôpitaux de Paris* en 1906, 1907, 1908, 1909 et 1910.

Conférences psychiatriques cliniques à l'Hospice de Bicêtre en 1907, 1908, 1909 et 1910.

TRAVAUX SCIENTIFIQUES

I. — PSYCHIATRIE GÉNÉRALE

1. Programme international dans l'étude de la psychiatrie.
(Conférence faite au cours libre de la Faculté de Médecine de Paris,
le 2 septembre 1902). In *Bulletin médical*, 1902, n° 83.

Après avoir constaté l'extrême diversité dans la terminologie et la
nosologie psychiatriques actuelles, j'en trouve la cause dans l'inap-
plication à l'étude de la psychiatrie d'une méthode vraiment médicale consistant à passer par une série d'opérations : analyse des
symptômes; constitution des syndromes; recherches des causes
prédisposantes et déterminantes de ces derniers — avant de for-
muler le diagnostic de la *maladie mentale*. La *manie*, la *mélancolie*,
la *confusion mentale*, l'*amentia*, l'*hallucinatorische Wahnsinn*, la
paranoia, la *delusional stupor*, ne sont pas des *maladies*, et pourtant
ces syndromes sont décrits dans la plupart des traités comme des
entités morbides.

Pour élever ces syndromes à la dignité de maladies, il faut les
classer d'après la nature du terrain sur lequel ils ont pris naissance :
terrain arthritique ou herpétique, terrain scrofuleux ou tuberculeux, terrains saturnin, alcoolique, syphilitique, impaludique, etc.

Étant donné que les facteurs héréditaires et congénitaux dominent
toute la pathologie mentale, on peut concevoir un programme inter-

national d'étude de la psychiatrie d'après le plan suivant : 1° étude
des syndromes qui résultent d'une accumulation intense de ces
facteurs et qui sont : les diverses formes de l'*idiotie*, de la *débilité
mentale*, du *moral insanity*, de la *démence précoce*, des *délires*
plus ou moins *systématisés*, des *folies périodiques*, du *déséquilibre
intellectuel*; 2° étude des syndromes dans lesquels il y a des éléments
pathogéniques acquis à côté de ceux qui sont transmis congéni-
talement et qui sont : les *psychoses alcooliques*, *pellagreuses*,
typhiques, *syphilitiques*, *urémiques*, *diabétiques*, etc.

En étudiant les syndromes psychiques d'après ce programme,
nous avons toujours présente à l'esprit la *maladie causale* si importante à connaître au point de vue diagnostique et thérapeutique.

Il ne s'agit pas là, bien entendu, d'une classification des maladies
mentales, encore impossible par suite de l'obscurité qui règne dans
la pathogénie des troubles psychiques, mais d'un simple *plan
d'études*.

2. **Le programme d'études des affections mentales**, *in* édition
française de *l'Atlas-Manuel de Psychiatrie*. Paris, 1904.

3. **La dégénérescence mentale**, *in* édition française de *l'Atlas-
Manuel de Psychiatrie*. Paris, 1904.

4. **Le caractère pathologique**, *in* édition française de *l'Atlas-
Manuel de Psychiatrie*. Paris, 1904.

5. **Contribution à l'étude de l'émotivité.** *Réunion annuelle de la
Société de Neurologie et de la Société de Psychiatrie*, 9 décembre 1909.

L'étude de l'émotivité bien connue du maréchal de Turenne
démontre que cette fonction psychique a une tendance à se spécia-
liser pour ainsi dire et à dériver toujours dans le même sens, sous
la même forme.

Dans la fameuse exclamation du maréchal : Tu trembles, car-
casse ! Si tu savais où je te mène, tu tremblerais encore davantage !
il y a l'affirmation de l'existence d'un triple phénomène psychologique : état permanent d'émotivité ; répétition du phénomène émo-

tif sous la même forme : le tremblement; séparation complète entre le domaine affectif et les domaines volitionnel et intellectuel.

6. Rôle des émotions dans la genèse des psychoses pendant la révolution russe de 1905-1906. 1re *Réunion annuelle de la Société de Neurologie de Paris et de la Société de Psychiatrie de Paris*, 13 janvier 1910, et in *Bulletin médical*, 1910, n° 7.

Cette étude fait ressortir que, dans l'étiologie des troubles psychiques, l'émotion ne représente souvent qu'un anneau brillant d'une chaîne plus ou moins longue dont les autres anneaux sont difficilement tangibles. La démonstration de cette idée est fournie par l'examen de deux groupes d'observations cliniques : le premier, appartenant à des auteurs russes qui considéraient l'émotion comme ayant exercé une influence directe et immédiate sur l'éclosion des troubles mentaux; le second étant l'œuvre de ceux qui réduisaient le rôle de l'émotion à zéro.

7. La folie pénitentiaire, *in* Édition française de l'*Atlas-Manuel de Psychiatrie*, Paris, 1904.

8. Considérations générales sur les troubles mentaux dans les intoxications et les infections, in *Traité de pathologie mentale* publié sous la direction de M. GILBERT-BALLET, Livre III, Paris, 1903.

9. Des psychoses et des névroses au cours de l'acromégalie. Th. M. R. BARROS, Paris, 1908.

L'observation XX de cette thèse concerne un malade de mon service de Bicêtre, longuement étudié par moi dans mes conférences cliniques et qui présentait une association fort rare d'épilepsie avec la psychose maniaque-dépressive.

10. Alcoolisme et morphinisme en pathologie mentale. *Bulletin médical*, 1900, n° 57, pp. 663-668.

Dans cette leçon faite à la Salpêtrière, j'ai étudié comparativement : 1° la consommation alcoolique et morphinique en France ;

2° les principaux types cliniques des intoxications correspondantes
3° le terrain anatomo-pathologique propre à chacune de ces intoxications, et 4° le traitement qui convient dans les divers cas cliniques.

J'ai démontré, au moyen des chiffres, l'augmentation progressive de la consommation de l'alcool et de la morphine. Au point de vue clinique, j'ai fait ressortir à l'aide des exemples que l'alcool s'attaque immédiatement aux facultés sensorielles, alors que la morphine provoque avant tout des accidents d'ordre trophique et moteur. J'ai établi ensuite une comparaison clinique entre le *delirium tremens* des alcooliques et ce qu'on a décrit sous le nom de *delirium tremens amorphinique* ; entre l'alcoolisme chronique et le morphinisme chronique. J'ai donné une description de la psychose polynévritique au point de vue clinique et anatomo-pathologique.

Les alcooliques et les morphiniques gravement atteints doivent être traités par l'alitement dans des établissements spéciaux. L'abstinence *absolue* de l'alcool doit être imposée aux premiers. La démorphinisation *progressive* est la règle de conduite pour les autres.

11. **Les psychoses liées aux maladies de la nutrition**, *in* édition
    française de *l'Atlas-Manuel de Psychiatrie*. Paris, 1904.

12. **Les psychoses liées aux affections nerveuses**, *in* édition
    française de *l'Atlas-Manuel de Psychiatrie*. Paris, 1904.

13. **Examen des fonctions psychiques**, in *Manuel de diagnostic
    médical* de MM. Debove et Achard, t. II. Paris, 1900.

Ce travail a été écrit avec la préoccupation principale d'être directement utile au praticien qui, en présence d'un trouble psychique, désire avant tout savoir ce qu'il signifie au point de vue du *diagnostic* et du *pronostic*. Dans les méthodes d'examen, il s'agit d'être précis et complet. Pour l'étude des antécédents biologiques la méthode *graphique* s'impose comme un procédé de choix : on inscrit les manifestations psychiques morbides du sujet, comme on inscrit la température. Les productions graphiques du présumé malade, antérieures à l'éclosion des troubles psychiques, peuvent rendre un service important.

Vient ensuite l'étude des SYMPTÔMES PSYCHIQUES : excitation intellectuelle ; dépression intellectuelle; association des idées d'après les consonnances ; association paradoxale des idées ; association obsédante; faiblesse ou absence des associations; association par embranchement; douleur morale ; amnésie des faits récents ou des faits anciens; amnésie des sentiments affectifs; amnésie des habitudes ; amnésie instantanée ; amnésie rétrograde ou antérograde ; amnésie générale ou partielle ; aphasie ; cécité psychique; apraxie ; agraphie; dédoublement de la mémoire avec son corollaire, le dédoublement de la personnalité ; le phénomène du « déjà vu » ; le « rêve vécu » ; l'hypermnésie. Un chapitre spécial est consacré à l'étude des hallucinations, des illusions, des fausses interprétations et de divers signes subjectifs ou, parfois, *objectifs*, qui permettent d'établir le diagnostic de ces phénomènes. L'examen de l'*état de l'appareil sensoriel périphérique correspondant* est toujours indispensable, car très souvent l'aptitude hallucinatoire est réveillée par un état pathologique de cet appareil.

La *genèse des idées délirantes et des délires* par erreur de raisonnement, raisonnement insuffisant, par les illusions, les hallucinations, la paramnésie, l'imagination déréglée, les émotions vives, occupent un chapitre à part. Les diverses formes des délires sont passées en revue tant au point de vue de leur contenu qu'à celui de leur organisation plus ou moins systématique. Les obsessions et les impulsions sont ensuite analysées ainsi que la forme de l'état de mal obsessionnel composé d'une série de crises obsédantes, subintrantes.

La description des troubles de la conscience est suivie de celle du coma, de l'apoplexie, de la syncope, de l'extase, de la catalepsie, de l'état de rêve, de l'état crépusculaire de la conscience, de l'automatisme ambulatoire. Les relations des émotions avec les troubles mentaux, les changements morbides de l'humeur et du caractère, l'émotivité pathologique et son influence sur l'état coenesthésique font l'objet d'une étude détaillée. L'examen psychique est complété par une analyse des modifications survenues dans le choix des mo-

tifs, dans les instincts, dans l'attention active ou l'activité intérieure, ou dans l'activité extérieure, la mimique, la parole, l'écri-
ture, en un mot, dans la sphère des phénomènes volitionnels.

Les SYMPTÔMES SOMATIQUES accompagnant ces divers troubles
psychiques sont décrits dans la deuxième partie de ce travail,
notamment : les troubles du sommeil normal qui se trouvent au
début de la plupart des affections mentales; les sommeils pathologiques ; les altérations de la sensibilité cutanée et des sens ; celles
de la motilité, des réflexes tendineux, de la résistance électrique ;
les modifications urinaires, circulatoires, vaso-motrices, respiratoires et trophiques; les stigmates physiques de la dégénérescence,
les anomalies fonctionnelles.

La troisième partie du travail comprend le DIAGNOSTIC DES PRINCI-
PALES VARIÉTÉS MORBIDES EN PSYCHIATRIE. Envisagées au point de
vue pratique, elles sont décrites dans l'ordre suivant :

I. — *Troubles psychiques liés aux affections somatiques* : délires
fébriles des maladies infectieuses ; la confusion mentale aiguë
fébrile ; les délires apyrétiques de la période prodromique des
maladies fébriles; les délires de la convalescence des maladies
aiguës comme la pneumonie, la fièvre typhoïde, l'érysipèle ; le
délire du collapsus ; le délire traumatique.

II. — *Troubles psychiques liés aux intoxications accidentelles*
par l'alcool, le chloroforme, le protoxyde d'azote, l'atropine, le has-
chich, etc.

III. — *Psychoses proprement dites :* les états mélancoliques ; les
états maniaques; la confusion mentale; les délires de persécution; les
folies périodiques (maniaques-dépressives); les troubles psychiques
des dégénérés; ceux des neurasthéniques; les états hypocondriaques;
les troubles mentaux des épileptiques, des hystériques, etc.

IV. — *Psychoses par intoxication exogène chronique :* alcoolisme,
morphinisme, cocaïnisme, la pellagre.

V. — *Psychoses liées aux lésions organiques du système nerveux :*
paralysie générale, syphilis cérébrale, tumeurs cérébrales, polynévrites.

VI. — *Troubles psychiques liés à un arrêt de développement congénital du cerveau :* idiotie, imbécillité, etc.

La dernière partie de cette monographie est consacrée à l'étude de la SIMULATION ET DE LA DISSIMULATION DES PSYCHOSES. La méthode préconisée pour dépister le mensonge est fondée exclusivement sur l'observation clinique prolongée et attentive dans un milieu approprié.

14. **Du réflexe psycho-moteur de la pupille.** Congrès inter. de 1900. (Section de neur. et de psych.) (*Bull. méd.*, 1900, n° 63, p. 834.)

15. **Sur les termes : « délires » et « démence »,** *in* édition française de *l'Atlas-Manuel de psychiatrie.* Paris, 1904.

16. **Troubles de l'association des idées chez les aliénés,** *in* édition française de *l'Atlas-Manuel de psychiatrie.* Paris, 1904.

17. **Étude sur les obsessions et les impulsions à forme continue.** *Comptes rendus du Congrès des aliénistes.* La Rochelle, 1893.

18. **Idée fixe et obsession.** Revue générale, in *Bulletin médical*, 1896, n° 51.

19. **Les obsessions et les impulsions,** *in* édition française de *l'Atlas-Manuel de psychiatrie.* Paris, 1904.

20. **La dipsomanie,** *in* édition française de *l'Atlas-Manuel de psychiatrie.* Paris, 1904.

21. **Phobies dans l'insuffisance mitrale.** *Annales méd. psych.*, 1895, V^e sér., t. II.

C'est une contribution à l'étude des troubles mentaux liés aux maladies du cœur.

La malade a été prise d'obsessions au cours de l'insuffisance mitrale, mais, malgré l'absence d'accidents asystoliques, les phobies n'ont fait qu'augmenter en intensité. L'hérédité psychopathique très accusée. Stigmate physique de dégénérescence : blésité.

**22. Contribution à l'étude des hallucinations verbales
psycho-motrices.** *Ann. méd.-psych.*, 1893, t. XVII, p. 98.

Les centres moteurs peuvent être souvent le siège de troubles
hallucinatoires. Dans quelques cas, c'est le centre de l'articulation
des mots qui est lésé ; il s'agit alors d'hallucinations verbales psycho-motrices.

Dans les observations que je publie dans ce travail, on voit nettement comment se produit l'extériorisation de la sensation hallucinatoire centrale dans les muscles de la phonation et de la respiration (lèvres, langue, muscles de la gorge, cordes vocales, dia-
phragme).

23. Troubles thermiques dans les affections mentales, *in* édition
française de *l'Atlas-Manuel de psychiatrie*. Paris, 1901.

24. Étiologie des hématomes auriculaires, *in* édition française
de *l'Atlas-Manuel de psychiatrie*. Paris, 1904.

25. Variétés cliniques de la folie en France et en Allemagne
(avec une Préface de M. le Professeur Joffroy). Paris, 1896. Ouvrage
récompensé par l'Académie de médecine (Prix Saintour, 1896).

1. La pathologie mentale, privée encore de son anatomie pathologique, souffre d'un mal propre à toutes les sciences qui ne sont
encore qu'à leur début : le mal de la terminologie.

2. De là, quantité innombrable de variétés cliniques de la folie
dans le dédale desquelles il devient de plus en plus difficile de se
reconnaître.

3. Dans les nombreuses conférences faites aux élèves de la Clinique des maladies mentales de la Faculté, j'ai essayé de mettre un
peu d'ordre dans ce chaos dont la cause principale réside, comme
je l'ai démontré dans ce travail, dans la multiplicité des méthodes
et des théories appliquées à l'étude de l'aliénation mentale.

4. Parmi ces méthodes, deux surtout dirigent depuis longtemps
la nosographie psychique : la méthode française, anatomo-clinique,
s'appuyant à la fois sur l'évolution clinique, l'étiologie et les résul-

tats anatomo-pathologiques : et la méthode allemande qui se fonde, avant tout, sur l'état de développement physique et psychique du cerveau. L'étude comparée des classifications contemporaines des maladies mentales en France et en Allemagne est à ce point de vue très démonstrative.

5. Mais, si les termes par lesquels on désigne les syndromes psychiques varient selon telle ou telle théorie, en clinique ils sont toujours les mêmes. C'est ainsi, par exemple, que la variété décrite par Meynert sous le nom d'*amentia stuporosa* correspond à ce qu'on décrit dans la pathologie mentale française sous le nom de *confusion mentale avec stupeur chez un dégénéré*.

6. Par des exemples tirés des cliniques des divers pays, j'ai établi ainsi une sorte d'équivalence entre les principales variétés cliniques décrites un peu partout sous des noms les plus variés.

26. Le diagnostic de la folie, *in* édition française de *l'Atlas-Manuel de psychiatrie*. Paris, 1904.

27. Influence de la ponction lombaire sur la pression artérielle et la fréquence du pouls dans les diverses psychoses organiques ou constitutionnelles (en collaboration avec M. Paillard), in *Société de Biologie*, 19 février 1910.

Cette étude a porté sur 57 aliénés, qui se répartissent ainsi : 28 paralytiques généraux, 3 déments organiques à lésions circonscrites, 11 déments précoces, 4 débiles paranoïaques, 7 mélancoliques périodiques, 1 périodique dément, 1 épileptique délirant, 2 agénésiques-imbéciles. Sur ces 57 malades atteints de psychoses, 8 seulement ont réagi à la ponction lombaire conformément à la loi de Marey : baisse de la pression artérielle accompagnée de l'accélération du pouls ou vice versa. Chez la plupart des paralytiques généraux (chez plus de 50 p. 100) cette ponction lombaire a déterminé un abaissement de la pression artérielle avec ralentissement de la fréquence du pouls. La loi de Marey n'a été observée chez eux qu'une seule fois sur 28 cas. Les déments précoces, dans une proportion de plus de 50 p. 100, ne présentent, sous l'influence de la ponction lombaire, aucune modification notable, ni de la pression artérielle, ni de la fréquence du pouls. Dans aucun des 11 cas qui les concernent, la loi de Marey n'a été observée. Dans les 18 autres cas concernant les aliénés constitutionnels et agénésiques, cette loi a été observée six fois. D'une façon générale, les modifications déterminées par la ponction lombaire dans la pression artérielle sont passagères et ne durent que quelques heures. Enfin, la pression du liquide céphalo-rachidien soigneusement mesurée dans chaque cas, ainsi que la quantité de ce liquide retiré par la ponction, ne semblent avoir exercé dans les 57 cas aucune influence particulière sur la pression artérielle ou la fréquence du pouls.

28. **La pression du liquide céphalo-rachidien dans diverses maladies mentales.** Communication à la *Société de Biologie*, séance du 9 avril 1910 (en collaboration avec M. PAILLARD). *Presse médicale*, 1910, n° 30.

L'étude de la pression du liquide céphalo-rachidien a été faite chez 55 aliénés dont 33 paralytiques généraux. Chez ces derniers, en période de calme, on trouve une pression de 10 à 15 centimètres ; en période d'excitation, avec crises épileptiformes, la pression dépasse 20 centimètres, atteint parfois 30 et 35 centimètres ; dans la période de cachexie et de marasme, la pression est ou nulle ou inférieure à 10 centimètres. Les autres aliénés offrent des pressions variables. Il n'y a pas de relation entre la pression du liquide céphalo-rachidien et la pression artérielle (indépendamment des modifications susceptibles de survenir après la ponction).

29. **Anatomie pathologique de la folie,** *in* édition française de *l'Atlas-Manuel de Psychiatrie*. Paris, 1904.

30. **Les traitements médicamenteux de la folie,** *in* édition française de *l'Atlas-Manuel de Psychiatrie*. Paris, 1904.

31. **Le traitement moral de la folie,** *in* édition française de *l'Atlas-Manuel de Psychiatrie*. Paris, 1904.

32. **Aliénés et Anormaux**. (Vol. de la Bibliothèque scientifique internationale) Paris, Alcan, 1910, 325 pages, avec 63 figures.

Dans ce livre qui vient de paraître, j'ai réuni un certain nombre d'articles destinés à vulgariser, principalement dans les milieux médicaux, juridiques et pédagogiques, les notions indispensables sur les aliénés et les anormaux. Après une série de chapitres sur la psychiatrie générale et les principaux types observés en aliénation mentale, j'expose les notions relatives aux enfants mentalement anormaux, à la prophylaxie des anomalies psychiques, à l'éducation médico-pédagogique des enfants arriérés ou difficiles. Voici les titres des sujets traités dans ce volume illustré de 63 figures : I. Qu'est-ce que la folie? — II. Pourquoi devient-on fou ? — III. L'alcoolisme et la folie homicide. — IV. La dégénérescence absinthique. — V. Syphilis et folie. — VI. Folies contagieuses. — VII. Les fous tels qu'ils sont. — VIII. Abouliques. — IX. Les états mélancoliques. — X. Spirites. — XI. Les zoomanes. — XII. Les persécutrices amoureuses. — XIII. Héroïnomanes. — XIV. Idée fixe et obsession. — XV. Fureurs épileptiques. — XVI. Les détraqués nuisibles. - XVII. Les aliénés dans l'armée. — XVIII. Les enfants anormaux en France. — XIX. Les causes des anomalies mentales infantiles. — XX. Enfants martyrs. — XXI. Suicides d'enfants. — XXII. Les enfants « difficiles ». — XXIII. Le dépistage et le triage des écoliers anormaux. — XXIV. La loi du 15 avril 1909 sur l'éducation des enfants anormaux. — XXV. Une école modèle pour enfants mentalement anormaux. — XXVI. La portée sociale du problème de l'éducation des enfants anormaux. — XXVII. Les premiers résultats de l'éducation des anormaux perfectibles. — XXVIII. Les anomalies mentales sont-elles évitables? — XXIX. La prophylaxie de la folie par l'éducation antialcoolique des parents. — XXX. La prophylaxie de la folie par l'éducation antialcoolique de la jeunesse. — XXXI. La législation française des aliénés. — XXXII. La science des maladies et des anomalies mentales au commencement du xxe siècle.

II. — **PSYCHIATRIE SPÉCIALE**

PARALYSIE GÉNÉRALE

1. La mort subite dans la paralysie générale au début
(en collaboration avec M. Paillard). *Presse médicale*, 5 juin 1909.

Nous avons fait le relevé des morts subites dans la paralysie générale, survenues dans notre service de Bicêtre, depuis le 1ᵉʳ janvier 1901 jusqu'au 1ᵉʳ janvier 1909 : sur 238 paralytiques généraux décédés, 10 sont morts subitement, soit une proportion de 4,2 p. 100.

Dans le cas nouveau dont nous avons rapporté l'histoire, il s'agissait d'un homme de 33 ans qui a eu la syphilis à 22 ans, et qui a été soigné très régulièrement pendant 5 ou 6 ans. Ni buveur, ni fumeur.

Le 15 janvier 1909, survint une attaque convulsive, et, depuis, il est devenu « furieux, autoritaire, insupportable ».

Entré dans mon service le 23 janvier 1909, le malade s'est présenté à nous sous l'aspect d'un grand excité maniaque avec propos mégalomaniaques absurdes, mobiles, incohérents et contradictoires.

Dans son état physique nous notons : Inégalité pupillaire, avec pupilles réagissant très faiblement à la lumière ; tremblement léger de la langue ; pas de tremblement des doigts ; achoppement des syllabes pour les mots d'épreuve ; réflexes rotuliens exagérés ; réflexes de l'avant-bras appréciables. Tension artérielle au sphygmomanomètre de Potain : 16 centimètres. Température rectale : 37°,8.

Examen cytologique du liquide céphalo-rachidien : Lymphocytose abondante ; on trouve par champ de microscope 15 lymphocytes et même 5o dans certains. Pas de polynucléaires. Réaction de Wassermann positive.

A l'autopsie pratiquée trente heures après la mort nous fîmes les constatations suivantes :

Cœur normal. Aucune lésion valvulaire.

Poumons. — Poumon droit adhérent du haut en bas de la cage thoracique ; adhérences peu épaisses, mais anciennes et révélant, très vraisemblablement, un vieux processus pleurétique ; la palpation du sommet droit permet de reconnaître quelques granulations rares et, semble-t-il, cicatrisées.

Poumon gauche : œdème et congestion discrète avec anciennes lésions de tuberculose.

Foie normal.

Reins cyanotiques. Les glomérules forment une ponctuation manifeste.

Capsules surrénales normales.

Rate normale.

Centres nerveux. — Étude macroscopique :

La dure-mère cranienne est légèrement épaissie et irrégulière, aucunement adhérente. La pie-mère, qui n'est guère opaque qu'au niveau des confluents vasculaires, se détache de la corticalité sans déterminer d'érosions ; néanmoins, elle semble plus adhérente que normalement ; suivant l'expression classique, elle n'adhère pas, elle « happe » au niveau de l'écorce. Les ventricules ne semblent point dilatés : la surface épendymaire des cavités n'est pas dépolie. Les plexus choroïdes sont volumineux, turgescents ; les veines sont largement dilatées, flexueuses et comme variqueuses en certains points.

Étude microscopique :

Les coupes ont porté à la fois sur les lobes frontaux et pariétaux.

État de la pie-mère. — L'examen histologique la montre manifestement épaissie, infiltrée en masse d'éléments leucocytaires serrés. C'est là du reste une réaction inflammatoire peu ancienne, car nulle part, sur les coupes colorées au Van Gieson, on ne remarque de travées rouges indiquant une transformation conjonctive. Aussi bien il ne peut être question de trouver ici de ponts fibreux unissant solidement la méninge à l'écorce ; simplement, en un point, nous remarquons que celle-ci est nettement envahie par un amas embryonnaire prolongeant la lésion méningée. Les vaisseaux sont dilatés, mais sans qu'on puisse dire, au niveau des points observés, qu'il y a des lésions accentuées d'artérite.

État de l'écorce :

1º Des lésions vasculaires ; ce sont elles qui apparaissent d'emblée sur les coupes examinées à un grossissement modéré : il y a multiplication vasculaire, et, de plus, les fines artérioles offrent les lésions qu'il est classique d'observer en pareil cas : épaississement de la paroi avec une véritable infiltration de la gaine lymphatique ; un épais manchon de leucocytes ; ces altérations se voient aisément à la fois sur les coupes transversales des artères et sur les coupes longitudinales ;

2º Des lésions cellulaires :

Surtout abrasion des prolongements et chromatolyse, toutes lésions bien appréciables au Nissl. De plus, la substance cérébrale présente une infiltration leucocytaire très manifeste dans les régions les plus atteintes.

3º Des lésions fibrillaires :

Les colorations au Weigert-Pal nous ont montré les altérations classiques, surtout dans la couche tangentielle.

Dans notre cas de paralysie générale au début, diagnostiqué cliniquement et vérifié par l'examen anatomique, la mort subite a revêtu des caractères particulièrement dramatiques, puisqu'elle est survenue à la période tout initiale, c'est-à-dire à un moment où il est rare de porter un pronostic immédiatement sombre.

Ce fait s'ajoute à quelques autres, dans lesquels la mort subite ne peut être expliquée ni par une hémorragie méningée, ni par une syncope de cardiaque, ni par une auto-intoxication d'origine rénale. Il contribuera à établir des données cliniques et des conditions dans lesquelles cette terminaison est à craindre. On pourra réunir ainsi un jour quelques indications permettant de réserver le pronostic dans certains cas.

2. **Le cyto-diagnostic de la paralysie générale**, *in* édition française de l'*Atlas-Manuel de Psychiatrie*, 1904.

3. **Anatomie pathologique de la paralysie générale**, *in* édition française de l'*Atlas-Manuel de Psychiatrie*, Paris, 1904.

4. **Thérapeutique de la paralysie générale**, in *Manuel de Thérapeutique médicale*, publié sous la direction de G.-M. DEBOVE et CH. ACHARD, Paris, 1901.

Sans nier la possibilité absolue de la guérison de la paralysie générale constituée, il importe de traiter surtout les malades de cet ordre à la période préparalytique caractérisée souvent par des accidents rappelant un état neurasthénique.

A l'heure actuelle, le traitement de la paralysie générale est essentiellement symptomatique. Ce traitement *symptomatique* varie selon la période à laquelle on est appelé à l'appliquer : à la *période prodromique*, il importe de suspendre toute occupation, d'imposer un repos complet, un régime dépourvu de tout excitant ; à la *période d'état*, les révulsifs, les bains tièdes, le drap mouillé ; la saignée discrète, les sédatifs divers, surtout les bromures qui s'adressent à l'élément agitation ; la dépression est combattue par des bains aromatiques, les frictions, l'électricité, les préparations de quinquina, de perchlorure de fer. Aux deux périodes précitées, la constipation, l'état saburral des voies digestives, les poussées congestives seront traités par des moyens appropriés : l'aloès, l'ipéca, les dérivatifs intestinaux (lavements purgatifs); ergoline.

Le *traitement pathogénique* consiste à opposer la médication anti-syphilitique la plus énergique dès les premières manifestations de l'affection cérébrale.

Le *traitement chirurgical*, tenté en Angleterre, a dû être abandonné.

Le *traitement hygiénique* comprend un régime alimentaire très sévère, dépourvu de tout excitant; une propreté méticuleuse du corps ; des bains fréquents ; un repos prolongé au lit, surtout au début de la maladie...

Le *traitement des complications* vise : le refus d'aliments ou la sitiophobie à laquelle il faut opposer l'alimentation par la sonde ; les ictus épileptiques ou apoplectiques qu'on combat au moyen des lavements purgatifs sans ou avec un lavement au chloral, au bromure, à l'asa fœtida, ou bien au moyen d'une saignée discrète ; des sinapismes sur les membres ; la congestion pulmonaire ou la pneumonie contre lesquelles on aura recours aux ventouses sèches, aux toniques ; la rétention d'urine traitée par le cathétérisme vésical ; les escarres qu'on prévient par la propreté, le coucher sur un matelas d'eau, l'usage répété de la poudre de talc...

PSYCHOSES TOXIQUES

1. La physionomie clinique, la marche et l'évolution des troubles mentaux d'origine toxique, in *Traité de pathologie mentale* publié sous la direction de M. GILBERT BALLET, livre III, Paris, 1903.

2. Intoxications cérébrales accidentelles et transitoires. Les ivresses.

Articles : IVRESSE ALCOOLIQUE, IVRESSE OXY-CARBONÉE, IVRESSE DU HACHISCH, IVRESSES PAR INTOXICATIONS par : ANILINE, ANTIPYRINE, ARSENIC, ATROPINE (BELLADONE), BENZINE, BROMURES, ACIDE CARBONIQUE, CHLORAL, CHLOROFORME, CIGUË, CICUTINE, DIGITALE, DIGITALINE, ÉSÉRINE, OU PHYSOSTIGMINE, ÉTHER, HYDROGÈNE SULFURÉ, HYOSCIAMINE et JUSQUIAME, IODE ET IODURES, IODOFORME, LAUDANUM, NICOTINE ET TABAC, OPIUM ET SES DÉRIVÉS, PHÉNOL, PHOSPHORE, PLOMB, QUININE, SALICYLATE DE SOUDE, ACIDE SALICYLIQUE, SANTONINE, STRYCHNINE, TÉRÉBENTHINE, VENIN DES SERPENTS, in *Traité de pathologie mentale* publié sous la direction de M. GILBERT BALLET, livre III, Paris, 1903.

3. Ivresse par les collyres d'ésérine chez un vieillard de 80 ans. Communication à la *Société médicale des hôpitaux*, 19 janvier 1900.

Il résulte de l'étude du cas présenté à la Société médicale des hôpitaux, que les instillations d'ésérine, même à des doses minimes, sont capables de provoquer, chez les vieillards artério-scléreux et jouissant de la plénitude de leurs facultés intellectuelles, des troubles psychiques transitoires constituant une sorte d'ivresse avec convulsions toniques, altération profonde des sens relative à la situation exacte du corps, illusions visuelles ou tactiles, idées délirantes et stertor passager à la fin. De plus, nous croyons que chez des sujets artério-scléreux, l'ésérine peut provoquer des hémorragies cérébrales plus ou moins étendues, grâce à son action élective sur les fibres lisses des vaisseaux. Pour toutes ces raisons, l'usage des sels d'ésérine en collyre chez des vieillards artério-scléreux nous paraît devoir être considéré comme présentant de sérieux dangers.

4. Intoxications cérébrales par usage habituel et prolongé des poisons d'origine externe.

Articles : APERÇU GÉNÉRAL SUR LES BOISSONS ALCOOLIQUES, PSYCHOSES ALCOOLIQUES, PROPHYLAXIE DE L'ALCOOLISME (ces trois articles accompagnés de graphiques et figures ; voir fig. 1 à 6) ; CHLORALISME, MORPHINISME ET MORPHINOMANIE, COCAÏNISME ET COCAÏNOMANIE, SATURNISME, INTOXICATION CÉRÉBRALE D'ORIGINE ALIMENTAIRE : LA PELLAGRE, in *Traité de pathologie mentale* publié sous la direction de M. GILBERT BALLET, livre V, Paris, 1903.

5. Alcool — Poison. *Bull. méd.*, 1903, n° 100, séance du 14 déc. 1903. *Réunion plénière des Soc. méd. de Paris. Méd. chir. et Méd. prat.*

6. Alcoolisme, *in* édition française de l'*Atlas-Manuel de Psychiatrie*, Paris, 1904.

7. Sur le délire de persécution avec auto-accusation dans l'alcoolisme. *Annales méd. psychol.*, 1894, t. XX, p. 128.

Deux observations démontrant l'existence de ce délire à forme si

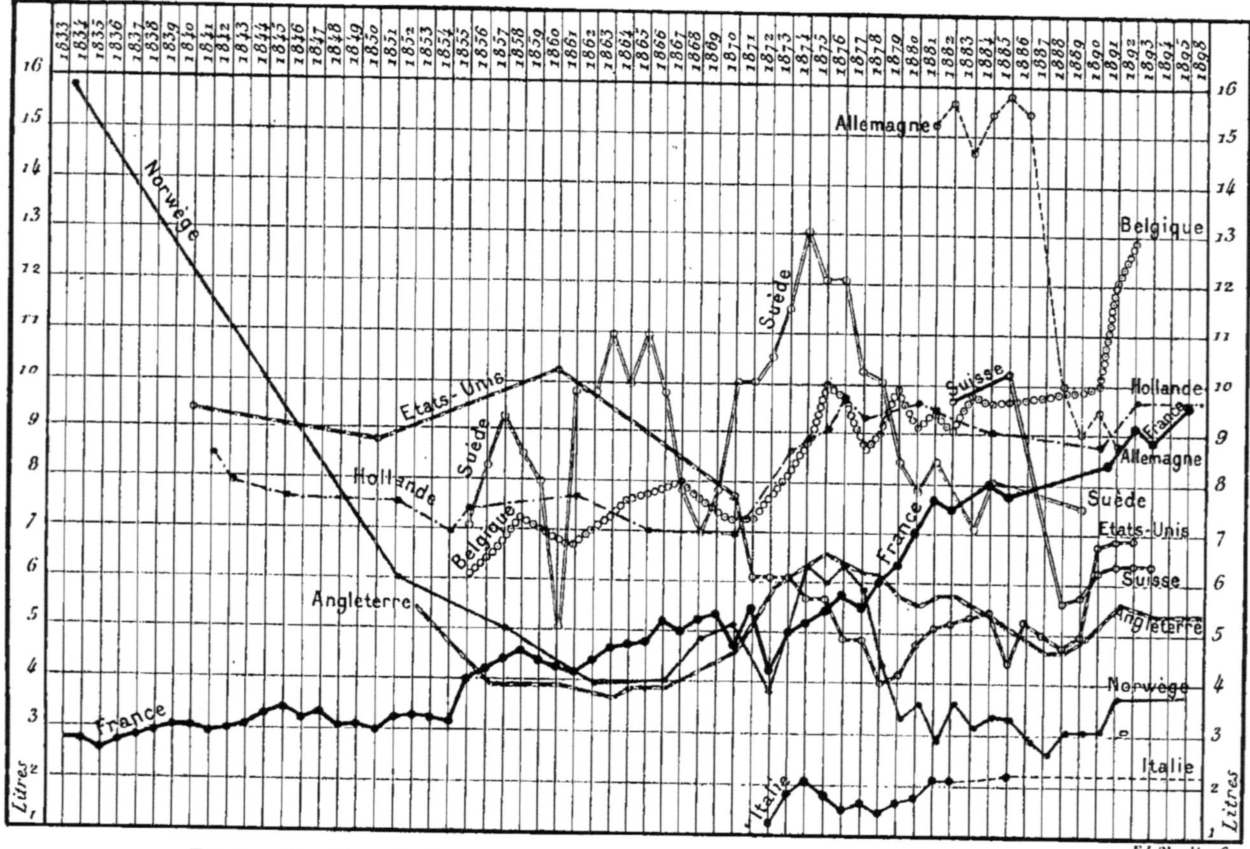

FIG. 1. — Graphique de la consommation d'alcool à 50°, en divers pays, par tête d'habitant.

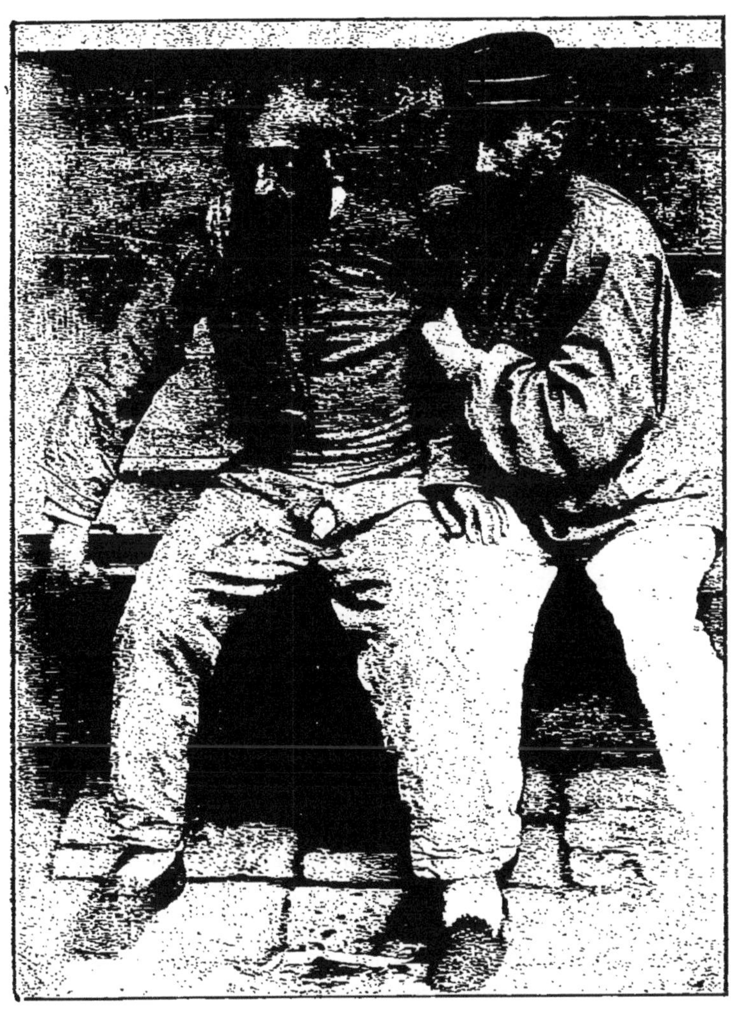

Fig. 2. — Délirant alcoolique subaigu. (Figure de ma collection in *Traité de Pathologie mentale*, publié sous la direction de M. G. BALLET, livre V, Paris, 1903).

singulière chez des alcooliques. Dans les deux cas, les idées d'auto-accusation ont pris leur origine dans un rêve qui s'est prolongé dans l'état de veille.

8. **Le morphinisme**, *in* édition française de *l'Atlas-Manuel de Psychiatrie*, Paris, 1904.

9. **Les fumeurs d'opium**, *in* édition française de *l'Atlas-Manuel de Psychiatrie*, Paris, 1904.

10. **Le cocaïnisme**, *in* édition française de l'*Atlas-Manuel de Psychiatrie*, Paris, 1904.

11. **Le traitement du morphinisme**, in édition française de l'*Atlas-Manuel de Psychiatrie*, Paris, 1904.

12. **Alcoolisme infantile**. Revue générale in *Gazette des Hôpitaux*, 1902, n° 49.

13. **Alcoolisme infantile**, *in* édition française de l'*Atlas-Manuel de Psychiatrie*, Paris, 1904.

14. **Nouvelle enquête sur la morbidité et la longévité des débitants de France** (en collab. avec M. Fontorbe), *Gazette des Hôpitaux*, 30 septembre 1909, n° 111.

Cette enquête, faite auprès de trente-deux médecins de Paris et de la province, a permis de réunir 233 observations bien prises indiquant une mortalité particulièrement forte parmi les marchands de vin avec une longévité, variant entre 32 et 55 ans. C'est dans le métier de débitants que nous avons constaté le plus de veuves. La mort de débitants survient généralement après 10, 12, 15 ans d'exercice. Les affections les plus souvent notées comme ayant occasionné la mort sont : la tuberculose, la cirrhose du foie, les maladies du système nerveux et les affections du tube digestif. Parmi les descendants des débitants nous avons trouvé surtout des tuberculeux et des sujets atteints de diverses affections mentales et nerveuses.

15. Prophylaxie pédagogique de l'alcoolisme. Rapport au *VIe Congrès international contre l'alcoolisme*, tenu à Bruxelles. *Comptes rendus du Congrès* et *Bulletin médical*, 1897, n° 71 p. 836.

Dans ce rapport, j'ai tracé le programme de l'éducation et de

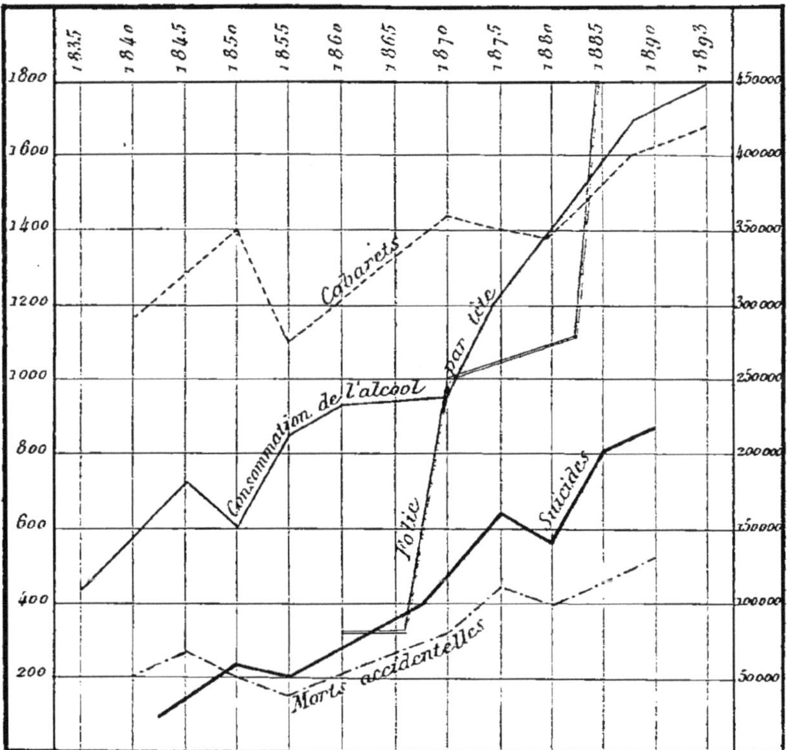

Fig. 3. — Graphique indiquant les rapports entre les progrès de la consommation d'alcool d'une part et d'autre part le nombre de cabarets, de cas de folie, de suicide et de morts accidentelles, in *Traité de Pathologie mentale*, livre V, Paris, 1903.

l'instruction anti-alcoolique de la jeunesse scolaire en France. Si ces moyens pédagogiques, disais-je dans ce travail, sont incapables de procurer un changement à vue, une révolution dans les mœurs actuelles des peuples, ils ont tout ce qu'il faut pour déterminer

une évolution sûre et profonde vers un état meilleur. Il y a 5o ans,
la marine anglaise était infestée d'alcoolisme au plus haut degré;
à l'heure actuelle, grâce à l'action éducatrice de l'Union anti-

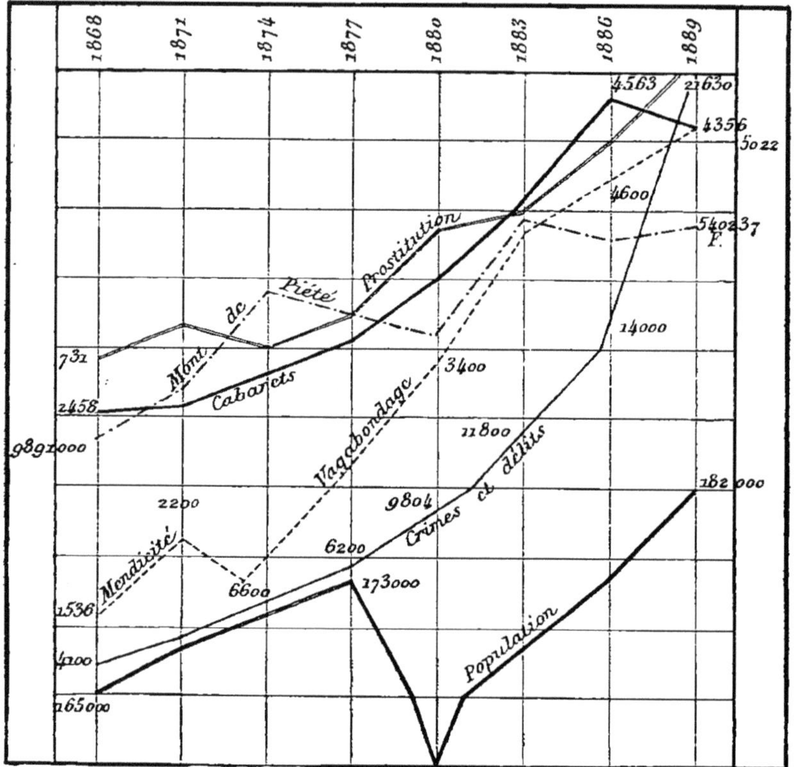

Fig. 4. — Graphique des rapports entre le nombre de débits d'une part, et
d'autre part le nombre de délits et crimes divers, in *Traité de Pathologie
mentale*, livre V, Paris, 1903.

alcoolique de la jeunesse anglaise, un sixième des hommes de cette
marine sont non seulement des tempérants, mais des abstinents,
ne buvant que de l'eau ou du thé.

16. **L'Alcoolisme et l'instruction publique**, Paris, 1896.

17. **La prophylaxie pédagogique de l'alcoolisme.** — Rapports présentés au Congrès International contre l'alcoolisme de Bâle, 1895, et de Bruxelles, 1897.

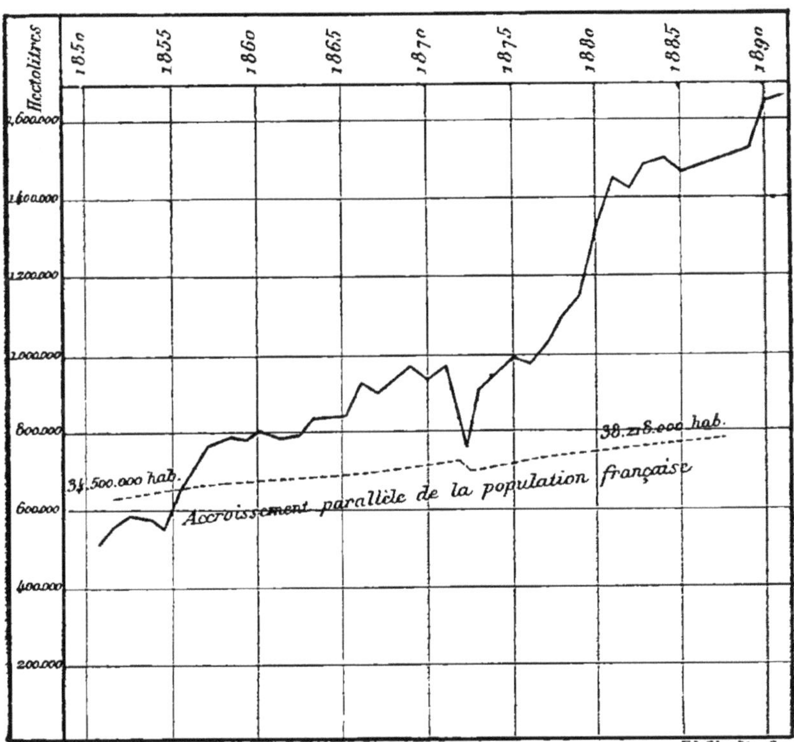

FIG. 5. — Graphique indiquant les rapports entre les progrès de la consommation d'alcool et l'accroissement de la population en France, in *Traité de Pathologie mentale*, livre V, Paris, 1903.

18. **Conférences** faites au nom du Ministre de l'Instruction Publique aux Instituteurs de la Seine. la Marne et l'Oise, sur l'éducation anti-alcoolique des enfants, Paris, 1897.

19. **Conférences anti-alcooliques** aux Écoles Normales de la Seine et aux Écoles Primaires Supérieures, Paris, 1895-1910.

20. Conférences populaires contre l'alcoolisme, Paris, 1897.

21. Guide anti-alcoolique (Rapport présenté à la Commission instituée près du Ministère de l'Instruction Publique. En collaboration avec le docteur Lancereaux, membre de l'Académie de Médecine).

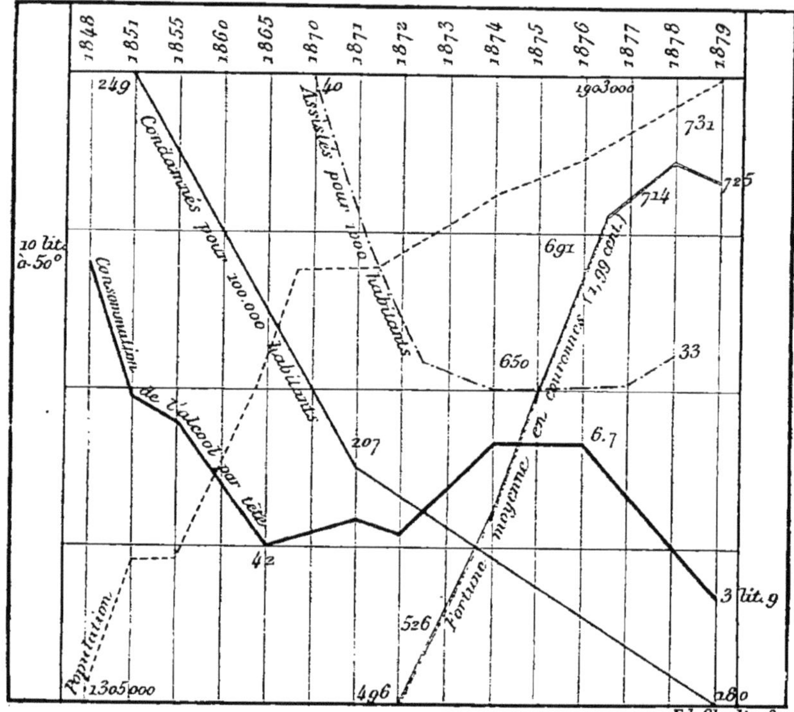

FIG. 6. — Graphique démontrant l'amélioration des conditions sociales à mesure que la consommation alcoolique diminue, in *Traité de Pathologie mentale*, livre V, Paris, 1903.

22. Conclusions de l'ensemble des travaux sur la prophylaxie pédagogique de l'alcoolisme.

1. Depuis 1895, à la suite d'un mémoire présenté à M. Poincaré, alors Ministre de l'Instruction, sur « l'alcoolisme et l'instruction publique », j'ai pu expérimenter, le premier en France, l'enseigne-

ment anti-alcoolique dans les écoles de Paris, enseignement que je poursuis encore actuellement dans les écoles primaires supérieures de Paris.

2. Après trois années de propagande, l'attention des pouvoirs publics s'est portée sur le problème de la lutte contre l'alcoolisme par l'École ; les programmes d'enseignement ont été modifiés dans un sens nettement anti-alcoolique, des conférences spéciales ont été instituées partout, et des sociétés de tempérance se créent dans les départements les plus contaminés par l'alcoolisme (Seine-Inférieure, Calvados, etc.).

3. J'ai démontré, partout où j'ai pu parler (au Ministère de l'Instruction Publique, aux Congrès internationaux, dans les réunions d'Instituteurs de Paris et de la Province), qu'à côté de l'instruction anti-alcoolique, l'École doit donner à ses élèves une *éducation* anti-alcoolique qui ne peut se faire qu'au moyen des Sociétés d'enfants avec un but de tempérance déterminé.

4. Si cette éducation est incapable de provoquer un changement à vue, une révolution dans les mœurs actuelles, elle a tout ce qu'il faut pour déterminer une évolution sûre et profonde vers un état meilleur.

23. L'anti-alcoolisme à l'Exposition universelle de 1900. *Bull. méd.*, 1900, n° 64, p. 757.

PSYCHOSES AUTO-TOXIQUES

1. Contribution à l'étude des auto-intoxications dans les maladies mentales (en collaboration avec MM. GILBERT BALLET et BORDAS). *Comptes rendus du Congrès des aliénistes*, La Rochelle, 1893.

1. Dans ce travail, deux genres de recherches ont été utilisés pour démontrer la présence, dans l'urine des aliénés, des toxines fabriquées par l'économie : l'expérimentation, d'après la méthode de M. le professeur Bouchard, qui révèle la toxicité plus ou moins

grande du liquide d'excrétion, et l'analyse chimique sur la nature des toxines.

2. Nos expériences personnelles nous ont conduit à confirmer le coefficient urotoxique de l'urine normale indiqué par M. Bouchard; il est de o,464.

3. Chez les mélancoliques, les urines sont d'habitude hypertoxiques.

4. L'urine des malades affectés de manie a semblé notablement moins toxique que celle des mélancoliques.

5. La confusion mentale qui, dans la grande majorité des cas, est sous la dépendance d'une infection de l'organisme, s'accompagne d'urines nettement hypertoxiques.

6. Les résultats obtenus avec les urines des malades appartenant au groupe si complexe des « dégénérés », sont trop variables.

7 La méthode des injections d'urine appliquée à l'étude des autointoxications en pathologie mentale exige, pour être fructueuse, l'entente préalable, entre les expérimentateurs, sur les conditions et la technique des expériences.

2. Troubles mentaux dans les auto-intoxications.

Articles : TROUBLES MENTAUX LIÉS AU DIABÈTE; TROUBLES MENTAUX LIÉS A L'URÉMIE; TROUBLES MENTAUX PAR INSUFFISANCE HÉPATIQUE, in *Traité de pathologie mentale*, publié sous la direction de M. GILBERT BALLET, livre IV, Paris, 1903.

3. Les troubles mentaux dans la lèpre ; à propos d'un cas de « psychose polynévritique », chez un lépreux (en collaboration avec MM. DE BEURMANN et GOUGEROT). *Bulletin médical*, 1905, pp. 239 et suiv.

I. — A mesure que son étude s'approfondit, on voit que la polynévrite lépreuse se rapproche de plus en plus des autres polynévrites et que ses différences tiennent à l'évolution lente, progressive et fatale de l'infection hansénienne ; mêmes variétés symptomatologiques suivant les fibres atteintes; mêmes formes de paralysie atrophique, simulant la poliomyélite antérieure.

Il en 'est peut-être certaines qui, par leur ataxie, se rapprochent des polynévrites pseudo-tabétiques. Enfin, les troubles mentaux, la « psychose polynévritique », observés dans la polynévrite alcoolique, et qui paraissaient manquer dans la polynévrite lépreuse, semblent pouvoir s'y rencontrer. Notre observation est un exemple démonstratif de polynévrite lépreuse accompagnée du syndrome mental dit « psychose polynévritique » ou cérébropathie psychique toxémique », suivant l'idée pathogénique que l'on se fait de ces troubles.

II. — Ce syndrome est caractérisé :

1° Par une amnésie spéciale « antérograde », « continue », insidieuse, progressive et diffuse portant sur tous les départements de la mémoire, très caractéristique par l'oubli instantané des faits récents, contrastant avec la conservation des faits anciens. C'est une amnésie d'évocation non de conservation, car « les malades conservent le souvenir sans pouvoir le reproduire, et cette amnésie est rarement définitive et complète; presque toujours les souvenirs, soi-disant perdus, réapparaissent tôt ou tard » si la maladie guérit (cas de l'alcoolisme, mais non de la lèpre). C'est, en outre, une amnésie d'assimilation : les souvenirs « s'enregistrent et se reproduisent à l'insu du malade qui ne prend pas connaissance de ces souvenirs et ne se les assimile pas ». C'est donc à la fois une amnésie d'évocation et d'assimilation.

2° Par un affaiblissement intellectuel se traduisant par de l'apathie avec indifférence, défaut d'attention, de volonté, de jugement et de raisonnement. Cet affaiblissement est peut-être, jusqu'à un certain point, l'origine de l'amnésie; on conçoit, en effet, que le défaut de perception des images et des souvenirs dépende d'un défaut de synthèse mentale.

3° Par des manifestations délirantes à point de départ hallucinatoire et idées de persécution, délire mal systématisé, sans doute en raison de l'amnésie instantanée des faits récents.

III. — De par son étiologie lépreuse, cette psychose présente des particularités cliniques qui l'individualisent de toutes les autres psychoses polynévritiques :

Début tardif : des mois après le début clinique de la polynévrite;

Pronostic fatal et l'apparition de la psychose semblant un signe de mort prochaine ;

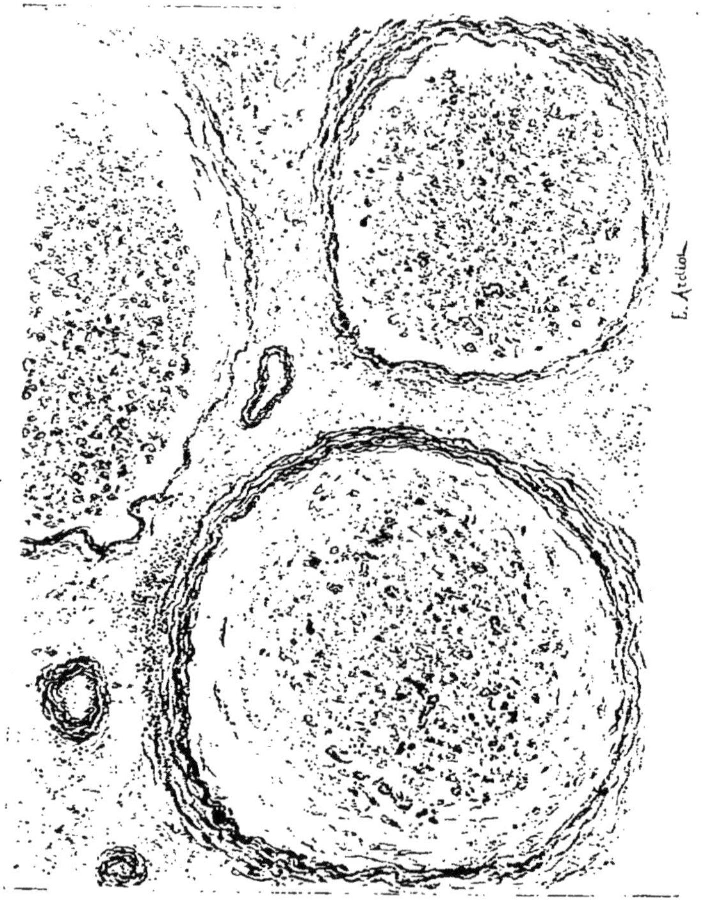

Fig. 7. — Nerf cubital au niveau d'une nodosité. Coupe transversale. Van Gieson. Névrite mixte, interstitielle et parenchymateuse chez un lépreux atteint de psychose polynévritique (*Bull. méd.*, 1905, p. 241).

Fixité de l'état cœnesthésique fait de dépression et de mélancolie, parce qu'il est la continuation de l'état normal psychique du lépreux; ce fond devient le fil conducteur de tout le délire créé par les illusions et les hallucinations;

Contraste entre cette fixité et la fugacité des impressions (due à l'amnésie antérograde).

IV. — L'anatomie pathologique montre le contraste entre les lésions légères et non caractéristiques des centres nerveux et des viscères, et les lésions généralisées, très prononcées et spécifiques des nerfs périphériques : névrites mixtes, interstitielles et parenchymateuses, dues au bacille de Hansen. Donc, polynévrite presque pure.

V. — La pathogénie est aussi obscure que celles de toutes les psychoses polynévritiques en général. La prédisposition est nécessaire,

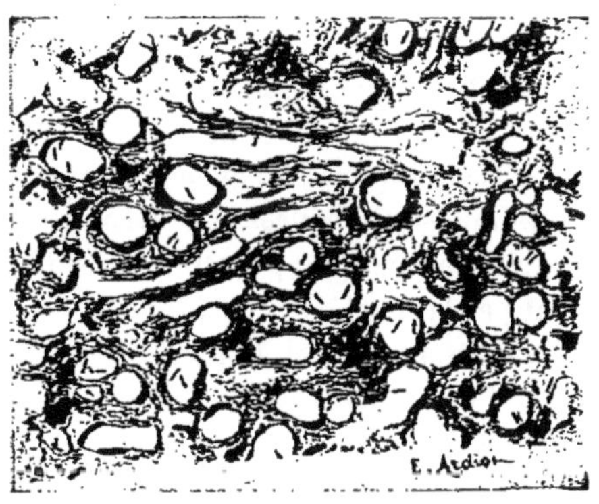

Fig. 8. — Coupe transversale du nerf cubital au niveau d'une nodosité (Ziehel; immersion 1/12). Sclérose encerclant les fibres nerveuses dont le cylindraxe est conservé et tuméfié, dont la gaine myélinique est diminuée d'épaisseur, mais non fragmentée. Bacilles de Hansen, nombreux, presque tous dans les espaces clairs représentant la coupe de fibres nerveuses (in *Bulletin médical*, 1905, p. 242).

la polynévrite — certaine, la toxémie — probable. Mais quelle que soit l'incertitude de sa pathogénie, ce syndrome est cliniquement assez distinct de la confusion mentale, de l'hystérotoxie et des autre syndromes psychopathiques pour être individualisé.

VI. — A côté d'un état mental normal du lépreux, il existe une série de modifications pathologiques du psychisme parmi lesquelles la « psychose polynévritique ».

CONFUSION MENTALE

1. Contribution clinique et anatomo-pathologique à l'étude de la confusion mentale (en collaboration avec M. VLAVIANOS). — *Comptes rendus du XIIIe Congrès international de médecine. Section de Psychiatrie, Paris, 1900.*

Nous démontrons dans ce travail l'insuffisance des notions nosologiques, pathogéniques et anatomo-pathologiques concernant le syndrome de la confusion mentale. Nous apportons deux faits nouveaux dans lesquels le syndrome de la confusion mentale s'est développé nettement sous l'influence d'une infection : dans le premier cas, à la suite d'un abcès phlegmoneux du sein, dans le second, après une endo-métrite purulente. Dans la première observation, la confusion mentale typique était précédée d'un délire systématisé d'une durée de quarante-huit heures. Le second cas constitue un type de confusion mentale psycho-primitive. Les deux cas se terminèrent rapidement par la mort.

Au point de vue anatomo-pathologique, il s'agissait dans la première observation, d'une congestion méningée, sans aucune lésion histologique des cellules de l'écorce examinée par la méthode de Nissl. Des lésions très importantes furent constatées chez la malade dont la confusion mentale se déclara au cours d'une endométrite purulente. Là, nous trouvons de l'œdème cérébral et de l'injection pie-mérienne très accentuée. L'examen histologique des coupes faites par la méthode de Nissl avec coloration au bleu de toluidine sur des segments de la partie inférieure de la troisième frontale gauche et du lobule paracentral démontra l'existence des lésions suivantes :

1° Distension des grandes cellules de la couche pyramidale dont la forme est devenue arrondie; cette modification étant très caractéristique, nous proposons de la désigner par un terme spécial de *Cyllar-œdème* (κύταρον = grosse cellule ronde, οἴδεμα = œdème) qui indique le changement morphologique de la grande cellule pyramidale ainsi que la nature œdémateuse de cette altération.

2° Chromatolyse cellulaire avec disparition des grains chromato-
philes ou *aspect poussiéreux* de ces grains.

3° Déplacement du noyau vers la périphérie de la cellule et parfois disparition complète du noyau.

4° Absence des prolongements dans les cellules ainsi lésées.

5° Augmentation inusitée de noyaux névrogliques.

2. Délires fébriles, in *Traité de pathologie mentale* publié sous
la direction de M. GILBERT-BALLET, livre III. Paris, 1903.

A propos de ces délires fébriles, je soutiens dans ce chapitre que
la fièvre ne constitue pas le facteur unique dans la production du
délire. Il est, en effet, d'observation clinique courante que bien des
sujets atteints de fièvre typhoïde, de pneumonie, de scarlatine, de
rhumatisme articulaire aigu, etc., ne délirent pas, même avec une
température de 40° ; d'autre part, on voit des malades délirer à
propos d'une grippe accompagnée d'une fièvre insignifiante. Force
est donc de reconnaître que chaque individu offre une aptitude
spéciale, plus ou moins accusée pour délirer à propos des maladies
fébriles dont il peut être atteint. Cette prédisposition individuelle,
sorte de *vulnérabilité cérébrale*, doit se composer d'un grand nombre de conditions dont elle est la résultante ; nous les ignorons
encore pour la plupart, mais parmi celles que nous connaissons, la
première place appartient aux tares héréditaires du sujet, aux maladies antérieures qui ont affaibli ses centres nerveux, aux diverses
intoxications professionnelles, alimentaires ou médicamenteuses
dont il a pu être victime; l'abus des boissons alcooliques fait singulièrement bien ressortir la prédisposition à délirer à propos des
affections fébriles.

3. Délire du collapsus (Collaps-delirium), in *Traité de pathologie
mentale*, publié sous la direction de M. GILBERT-BALLET, livre III.
Paris, 1903.

Dans ce chapitre se trouve résumée l'histoire des troubles psychiques qui surviennent dans les cas d'adynamie *subite* accompa-

gnant certaines affections fébriles graves, comme la fièvre typhoïde, le typhus exanthématique, la pneumonie, la tuberculose pulmonaire, la cachexie cancéreuse. Au milieu de signes d'adynamie : hypothermie, pouls irrégulier, fréquent et faible, sueurs froides, etc., on voit survenir de la confusion dans les idées, des illusions et des hallucinations de toute sorte, mais surtout terrifiantes, de l'excitation motrice plus ou moins accusée, des soubresauts, des cris, de l'anxiété. Le traitement doit viser le relèvement de l'activité cardiaque ; la caféine en injection hypodermique trouve ici son indication.

4. **Délires des septicémies**, in *Traité de pathologie mentale*, publié sous la direction de M. GILBERT-BALLLET, livre III. Paris, 1903.

5. **Psychoses fébriles et infectieuses**, *in* édition française de *l'Atlas-Manuel de psychiatrie*. Paris, 1904.

6. **La confusion mentale ou amentia**, *in* édition française de *l'Atlas-Manuel de psychiatrie*. Paris, 1904.

7. **Délire aigu débutant par un syndrome paranoïaque de courte durée.** Communication au *XIe Congrès des médecins aliénistes et neurologistes de France*. Session de Limoges, 1901.

Il s'agit d'une jeune femme de trente-deux ans, atteinte, pendant l'allaitement, de septicémie consécutive à un gros abcès du sein. Après une insomnie de plusieurs nuits, commence un délire à apparence systématisée : idées de persécution à base politique et religieuse, fondées sur des illusions et des hallucinations visuelles, auditives et tactiles adéquates au délire, idées de grandeur destinées à interpréter les poursuites imaginaires. Pendant trois jours on pouvait croire assister à une « bouffée délirante » systématisée des déséquilibrés, à une sorte de paranoïa aiguë. Mais au bout du troisième jour, le délire aigu éclata sous sa forme habituelle de confusion mentale. Six jours après, la malade succomba. Dans les antécédents de cette jeune femme j'ai relevé des tares arthritiques (obésité), un accès d'excitation maniaque à l'âge de 17 ans avec

préoccupations mystiques et métaphysiques, suivie d'une phase de
dépression fortement accusée. Peut-être cette constitution psychopathique explique-t-elle, jusqu'à un certain point, l'apparition d'un
délire à apparence systématisée comme prélude au délire aigu.

**8. Mort subite dans un cas de confusion mentale avec surcharge
graisseuse du cœur.** Communication à la *Société médicale des
Hôpitaux*, séance du 23 juin 1899 (en collaboration avec le docteur
Hirschberg).

Il s'agit d'une femme âgée de trente-deux ans, obèse, sans hérédité neuro ou psychopathique, infectée pendant l'allaitement par
un abcès phlegmoneux du sein, profondément situé, progressant
d'une façon insidieuse. Viennent ensuite les troubles psychiques
intimement liés à cette infection débutant par l'insomnie, la malade puisant les éléments du futur délire dans les rêvasseries nocturnes. Pendant quarante-huit heures existe un délire en apparence
systématisé et simplement prodromique de la confusion mentale avec
de nombreuses illusions sensorielles. Ce qui a rendu la situation
particulièrement grave, c'est l'évolution parallèle d'une affection cardiaque. Cette affection probablement ancienne, pendant longtemps
compensée, ne s'est jamais révélée à l'examen stéthoscopique.

La surcharge graisseuse du cœur, que l'autopsie a révélée et qui
a causé la mort subite de cette femme, a sans doute acquis une
gravité insolite sous l'influence de l'infection septique générale.

DÉMENCE PRÉCOCE

1. Démence juvénile avec athétose double. *C. R. du Congrès des
médecins aliénistes et neurologistes.* Session de Bordeaux, 1895.

L'athétose double, affection rare, se développe de préférence d'une
façon primitive ; jusqu'à présent, on l'a observée principalement

chez les idiots et les imbéciles. Dans notre observation, l'athétose double s'est manifestée chez un fils d'alcoolique, âgé de 25 ans, atteint de démence précoce à l'âge de 14 ans.

A cet âge, sans cause apparente, ses facultés intellectuelles faiblissent ; il devient, comme dit sa mère, « indolent », oublie tout ce qu'il a appris à l'école. En même temps, on note des mouvements athétosiques des doigts des deux mains, des épaules et des muscles de la face. Sa physionomie, d'intelligente qu'elle était, devient petit à petit niaise, avec une expression béate et stupide.

Depuis l'âge de 14 ans, l'époque du début de son affection, jusqu'à présent, son état n'a fait que s'affirmer et s'accentuer. Actuellement, au point de vue psychique, il présente un affaiblissement notable de la mémoire. Le brillant élève du collège Chaptal d'autrefois déclare aujourd'hui que deux fois six font trente-six ; de plus, au mois de juin, il croit être en avril. Il n'a pas de conceptions délirantes. Il est indifférent à tout et il n'a aucune conscience de sa situation.

Outre l'athétose, le malade présente de temps à autre des tics, des contractions *brusques* du frontal, figurant un mouvement coordonné qu'on exécute quand on veut attirer l'attention de quelqu'un. La face offre ainsi chez A... deux espèces de troubles moteurs : athétose avec ses contractions excessivement *lentes*, incoordonnées et le tic avec ses contractions coordonnées et *très rapides*.

Mais ce qui constitue, en somme, la particularité de notre cas, c'est l'apparition de l'athétose double tout à fait au début d'une affection démentielle chez un enfant de 14 ans.

  2. **La démence précoce**, *in* édition française de *l'Atlas-Manuel de psychiatrie*. Paris, 1904.

  3. **La catatonie**, *in* édition française de *l'Atlas-Manuel de psychiatrie*. Paris, 1904.

  4. **La démence paranoïde hallucinatoire**, *in* édition française de *l'Atlas-Manuel de psychiatrie*. Paris, 1904.

5. **La démence paranoïde,** *in* édition française de *l'Atlas-Manuel de psychiatrie.* Paris, 1904.

6. **Le diagnostic de la démence précoce avec la paralysie générale,** *in* édition française de *l'Atlas-Manuel de psychiatrie.* Paris, 1904.

7. **Rôle de la syphilis dans l'étiologie de la démence précoce.** (Travail du laboratoire de M. METCHNIKOFF à l'Institut Pasteur, en collaboration avec M. LEVADITI). *Société de biologie,* 29 mai 1909, et *Gazette des Hôpitaux,* 1909, n° 62.

Nous avons examiné ce problème en nous adressant à l'examen du sérum et du liquide céphalo-rachidien, d'après le procédé de la fixation du complément, sur les déments précoces de mon service de Bicêtre.

Nos recherches comportent quinze cas de démence précoce d'âge et d'aspect clinique variés.

Il résulte de ces recherches que, dans aucun de nos cas, le liquide céphalo-rachidien n'a donné une réaction positive et que la grande majorité de nos malades (80 p. 100) a fourni un sérum totalement inactif. Toutefois, chez trois sujets, ce sérum a provoqué nettement le phénomène de la fixation du complément.

Les détails d'observation concernant ces trois malades, dont le sérum a fourni une réaction positive, montrent qu'il nous a été impossible de découvrir chez eux des antécédents spécifiques nets, soit héréditaires, soit personnels. Néanmoins, la syphilis est possible chez eux, car Lamb..., chez lequel la démence a débuté à 19 ans, était porteur de signes cliniques de dégénérescence. D'autre part, Boul..., comme Lign..., également porteurs de stigmates dégénératifs importants, sont devenus déments à 29 ans, c'est-à-dire à un âge relativement avancé, par conséquent à une époque où la possibilité de la contamination syphilitique n'est pas exclue.

En résumé, *l'absence de réaction positive avec le liquide céphalo-rachidien de tous les déments précoces examinés par nous, prouve que les altérations cérébrales qui caractérisent la démence précoce ne sauraient être attribuées à l'infection tréponémique.* En effet, nos quinze déments sont, dans la grande majorité des cas, exempts d'une telle infection, comme le démontre l'examen du sérum sanguin, lequel, dans 80 p. 100 des cas, a fourni une réaction négative. Si chez quelques rares malades on constate que le sérum est actif en ce qui concerne la fixation du complément en présence de l'extrait alcoolique d'organes, c'est que, très probablement, il s'agit chez eux d'une syphilis soit acquise, soit héréditaire, mais tout accidentelle et n'ayant aucun rapport de causalité avec la maladie cérébrale.

Il résulte également de nos recherches que l'examen du liquide céphalo-rachidien facilite le diagnostic différentiel entre la démence précoce, d'une part, et les affections syphilitiques ou parasyphilitiques (paralysie générale) de l'encéphale, d'autre part.

8. La démence précoce et la vulnérabilité cérébrale.
Bulletin médical, 21 et 24 juillet 1910.

Parmi les problèmes de la psychiatrie moderne, l'étiologie et la pathogénie de la démence précoce sont à l'ordre du jour.

Profitant de la présence, dans mon service de Bicêtre, d'un nombre assez considérable de déments précoces, je me suis livré à une série d'enquêtes personnelles d'ordre étiologique, qui m'ont fourni quelques indications nouvelles dont voici le résumé succinct :

1° En ce qui concerne l'*hérédité pathologique*, voici le résumé de mes recherches sur *seize cas* de déments précoces :

Dans 8 cas,	tuberculose des parents	. . . .	50 p. 100
— 3	alcoolisme	—	. . . .	17 —
— 2	psychopathies	—	. . . .	13 —
— 2	arthritisme	—	. . . .	13 —
— 1	cardiopathie	—	. . . .	6 —
— 0	syphilis	—	. . . .	0 —

2° L'examen systématique de mes 20 déments précoces au point de vue morphologique m'a permis de constater la présence de *malformations accumulées* dans 18 cas, ce qui donne une proportion de 90 p. 100.

3° L'*état psychique*, *antérieur* à l'éclosion de la démence précoce, a pu être recherché avec la plus scrupuleuse attention dans 16 cas.

Dans 12 cas, l'intelligence proprement dite et la capacité scolaire ont été reconnues normales (75 p. 100) et médiocres dans 4 cas (25 p. 100). De plus, dans 9 cas sur 16, les parents nous ont expressément signalé de graves *anomalies du caractère* : 3 fois, de l'hyposthénie avec apathie ; 2 fois, de l'hypersthénie avec exaltation ; 1 fois, tendances accentuées à l'excentricité ; une naïveté exagérée ; une ambition, un orgueil démesurés.

4° L'enquête très attentive sur les *causes occasionnelles* m'a donné dans les mêmes 16 cas :

Dans 11 cas, maladies infectieuses diverses. .   60 p. 100
  —   3   rachitisme. . . . .   17 —
  —   2   alcoolisme. . . . .   13 —

Parmi les maladies infectieuses nous avons trouvé : deux fois, la fièvre typhoïde ; deux fois, la rougeole ; une fois, commencement de méningite ; diphtérie ; érysipèle ; rhumatisme articulaire aigu ; bronchite tuberculeuse ; variole ; tuberculose locale. De plus, à titre surajouté à une de ces causes occasionnelles de première importance se trouvent cités : deux fois, un traumatisme cranien léger ; de vives émotions (la vue d'un parent pendu, l'emprisonnement) ; l'onanisme ; une fois, un traumatisme non cranien ; une insolation...

En groupant les principales indications étiologiques qui ressortent de notre enquête, nous obtenons le tableau suivant :

I. — *Dans l'ordre héréditaire :*

Tuberculose . . . . .   50 p. 100
Alcoolisme . .   17 —
Arthritisme. . . . . .   13 —
Psychopathies . . . .   12 —
Syphilis . . . .   0 —

II. — *Dans l'ordre personnel :*

a) *Somatique :* malformations accumulées . .   90 p. 100
                 maladies infectieuses . . . .   69 —
                 rachitisme . . . .   17 —
                 alcoolisme . . . .   13 —
                 onanisme . . . .   13 —
                 traumatisme . . . .   13 —
b) *Psychique :* intelligence normale . . . .   75 —
                 intelligence débile . . . . .   25 —
                 anomalies du caractère . . .   56 —

Une première notion se dégage de cette enquête : c'est l'*importance de la tuberculose héréditaire dans l'étiologie de la démence précoce.*

Cette constatation est venue confirmer les résultats d'une recherche entreprise par moi, en 1904, dans le but de répondre à cette question :

« La tuberculose intervient-elle dans la genèse de la démence précoce ? »

Désireux de compléter ces indications, j'ai recherché la preuve de cette dystrophie tuberculeuse, chez vingt de mes déments précoces de Bicêtre, au moyen de l'*intra-dermo-réaction à la tuberculine.*

Les résultats de ces investigations se trouvent résumés dans le tableau ci-après :

NOMS	AGE du début de la démence précoce.	RÉSULTATS de l'intradermo-réaction à la tuberculine.
H	28 ans	+ (positif)
Lam	19 »	+
J.	18 »	+
Lab.	18 »	+
Des.	23 »	+
Pit.	22 »	+
Duf.	18 »	+
C.	25 »	+
S.	24 »	+
V.	19 »	+
M.	12 »	+
F.	12 »	0 (négatif)
P.	18 » 1 2	0
R.	18 »	0
D.	25 »	0
Rouz	20 »	0
Thev	17 »	0
Lig.	29 »	0
Ber.	29 »	0
Boul	29 »	0

Ce tableau nous indique des résultats nettement positifs dans 55 p. 100 et nettement négatifs dans 45 p. 100.

Plus de la moitié de nos déments précoces paraissent donc infectés par la tuberculose.

Nous avons été ainsi conduit à admettre que la dystrophie tuberculeuse, d'origine probablement héréditaire, occupe une grande place dans la genèse de la démence précoce, une place bien plus considérable que dans les autres affections mentales.

Ici se pose alors cette autre question : que fait au juste la tuberculose chez les déments précoces ?

Déjà l'enquête que je viens d'exposer tend à démontrer que l'infection tuberculeuse d'origine héréditaire, dans la moitié des cas, crée une dystrophie générale dans laquelle le système nerveux central doit nécessairement avoir sa part. Cette dystrophie tuberculeuse déterminerait une *fragilité*, une *vulnérabilité* de ce système nerveux d'autant plus accusées que les sujets atteints de cette dystrophie seraient soumis à l'influence des causes accidentelles parmi lesquelles la place la plus importante, d'après nos investigations (69 p. 100), appartient aux maladies infectieuses.

Les recherches histologiques faites, depuis cinq ans, sur les cerveaux des déments précoces, viennent prouver aujourd'hui la réalité de la vulnérabilité des cellules nerveuses résultant le plus souvent de la dystrophie tuberculeuse.

La lésion fréquente de la démence précoce consistera, en effet, en une destruction *primitive* et *progressive* du corps cellulaire, sa chromatolyse avec plissement de la membrane, tuméfaction du noyau et formation d'une carapace de fibrilles névrogliques autour des cellules frappées.

Il existerait une altération fréquemment des cellules nerveuses et de la névroglie, sans participation des méninges, des vaisseaux et du tissu conjonctif. Il s'agirait d'une altération *immédiate*, *primitive* du tissu neuro-épithélial, sans lésion du tissu méso-dermique. En plus de cette altération caractéristique, on trouverait parfois : 1º des malformations cellulaires congénitales constituant des lésions *préalables*; 2º des altérations secondaires au processus encéphalique immédiat des lésions *consécutives* ; et enfin, 3º des altérations déterminées par les maladies intercurrentes aiguës, des lésions *termi-nales*.

Ce faisceau d'indications étiologiques, cliniques et anatomo-pathologiques nous ont conduit à admettre, au point de vue *pathogénique*, que le tissu neuro-épithélial des encéphales de la plupart des déments précoces a été rendu vulnérable par une dystrophie héréditaire, qui, dans une forte proportion (dans 5o p. 1oo d'après nos évaluations personnelles), est de nature tuberculeuse. Dès lors, on conçoit facilement que la vulnérabilité, la fragilité de ce tissu neuro-épithélial se trouve augmentée sous l'empire de toutes les causes occasionnelles, parmi lesquelles les maladies infectieuses diverses occupent une place que nos recherches évaluent à 69 p. 100. L'influence de ces causes doit être d'autant plus grande qu'elles surprennent l'individu au moment de la *puberté*, période de la vie pendant laquelle le système nerveux se dépense plus qu'à toute autre phase de l'existence. Quelles cellules nerveuses composant le tissu neuro-épithélial sont touchées par cette dystrophie fondamentale? Très probablement celles qui sont les plus différenciées, les plus délicates, celles qui sont chargées dans la corticalité frontale des fonctions psychiques les plus importantes, des fonctions qui sont compromises dès le début de la démence précoce. Rappelons ces facultés : 1° l'*aperception*, qui permet de placer dans la partie la plus lucide de la conscience l'image mentale qu'on choisit volontairement ; 2° l'*attention* ; 3° la *volonté* ; 4° la *synthèse psychique*, qui rend capable d'associer correctement les images mentales et de former les idées.

Nous sommes arrivé ainsi à considérer la démence précoce dans ses diverses formes cliniques comme étant la conséquence d'une *lésion accidentelle primitive des cellules de la couche profonde de l'écorce cérébrale, rendues vulnérables par une dystrophie antérieure le plus souvent de nature tuberculeuse.* Cette pathogénie précise et matérialise, en réalité, le rôle, admis par les uns, contesté par les autres, de la *dégénérescence mentale* dans l'étiologie de la démence précoce. Notre travail démontrant l'existence de la vulnérabilité cérébrale hérédo-tuberculeuse dans la genèse de cette affection mentale, apporte la preuve concrète, appréciable cliniquement et anatomo-pathologiquement, d'une des formes de cette vaste dégénérescence, la *forme hérédo-tuberculeuse*.

DÉLIRES SYSTÉMATISÉS DIVERS

1. **La Paranoia**, *in* édition française de *l'Atlas-Manuel de psychiatrie*. Paris, 1904.

2. **Les Persécutés processifs** (en collaboration avec M. GILBERT-BALLET). Rapport au IVe Congrès international d'anthropologie criminelle. Session de Génève, 1896.

Il s'agit dans ce Rapport d'une variété de *persécutés-persécuteurs*, désignés encore sous les termes de Querulanten, Rabulisten, Processüchtigen... Après avoir rappelé les caractères qui différencient les persécutés-persécuteurs des malades atteints de la maladie de Lasègue, nous démontrons que les persécutés processifs manifestent dès leur jeune âge leurs dispositions à un égoïsme excessif, à la chicane, aux exigences, à l'insociabilité. C'est généralement la déconvenue qui résulte d'un échec ou d'une déception qui met le malade en mouvement et qui déclanche son activité processive, maladivement tenace et absurde : plaintes au parquet, assignations, démarches incessantes, tout se multiplie au fur et à mesure que les tribunaux le déboutent et le repoussent. Le délire processif n'est ainsi que l'exagération, l'amplification des défectuosités originelles du jugement et du caractère ; il est la manifestation d'une déséquilibration profonde des facultés, d'une grande émotivité, d'une volonté instable quoique entêtée, d'un développement très inégal et heurté des aptitudes cérébrales dont les unes — comme l'imagination, la mémoire, la faculté d'élocution — peuvent apparaître brillantes ; tandis que d'autres — le jugement, le raisonnement — sont marquées au coin d'une débilité mentale manifeste;

Aussi, trouve-t-on chez les persécutés-processifs les traits communs de la dégénérescence : une hérédité pathologique lourde ; des affections cérébrales infantiles, des malformations craniennes, faciales ou auriculaires, etc. ; des tendances aux obsessions, aux impulsions, au suicide, aux perversions génitales, à des idées délirantes mégalomaniaques ou hypocondriaques.

Au point de vue nosologique, le délire des processifs nous apparaît comme la conséquence et le développement d'un trouble primordial des facultés, consistant en un délire embryonnaire de persécution et de grandeur. A l'origine en effet des désordres mentaux se retrouve chez le processif la conviction que d'une part on ne lui rend pas pleine justice, qu'il est frustré, lésé ; que, d'autre part, il voit et juge les choses avec plus de justesse et clarté que quiconque. C'est la systématisation de cette double idée fausse qui, les circonstances aidant, conduit le malade au délire organisé, délire intellectuel, mais aussi et surtout délire d'action... Ce délire rentre dans le groupe des *délires systématisés originels* ou de *paranoia originelle*.

Enfin, nous insistons sur le côté médico-légal du problème en démontrant combien les expertises relatives aux persécutés-processifs sont *laborieuses* par la longueur de l'enquête biologique et clinico-judiciaire ; *délicates* par la difficulté de convaincre les magistrats et le public qu'il s'agit d'un aliéné ; *périlleuses*, car le processif garde d'ordinaire une éternelle rancune aux aliénistes qui l'ont taxé de malade, et il se trouve parfois dans le public des partisans aveugles... Quant aux mesures à prendre à l'égard des persécutés-processifs, on n'en doit requérir la séquestration que dans le cas où, sous l'influence d'un paroxysme, ils sont devenus plus gênants, plus agressifs.

3. Ostéo-arthropathie hypertrophiante pneumique chez un persécuté-persécuteur. Communication avec présentation du malade à la *Société de psychiatrie*, séance du 17 mars 1910. *L'Encéphale*, 1910, n° 4, pp. 450-456.

L'histoire psychopathique du sujet se caractérise par un syndrome paranoiaque de jalousie et de persécution à forme extensive ayant évolué, sur un terrain manifestement prédisposé, pendant quinze ans, de 1895 à 1910. Ce délire, rappelant celui des persécutés-persécuteurs ou raisonnants, fondé sur de fausses interprétations, s'est compliqué, à plusieurs reprises, et une fois sous nos yeux, d'épisodes hallucinatoires auditifs avec illusions visuelles. L'évolution de cette psychose n'offre, malgré sa longue durée, aucun caractère progressif. Au moment de la présentation, on assistait depuis six semaines à un état absolument lucide de la conscience, avec compréhension nette de l'état pathologique antérieur, souvenirs assez précis de conceptions délirantes émises, critique correcte de ces dernières, retour apparent des sentiments affectifs normaux.

Au point de vue somatique, ce malade présente une ostéo-arthropathie hypertrophiante caractérisée par un épaississement notable des phalangettes des doigts, des mains et des pieds en baguettes de tambour. Les ongles sont étalés et bombés à la façon d'un verre de montre. L'examen radiographique des doigts, des métacarpiens, des os du carpe, des extrémités du cubitus et du radius, fait par comparaison avec une radiographie des segments correspondants d'un membre supérieur normal d'un homme du même âge, de la même taille et d'une profession analogue, démontre nettement l'hypertrophie osseuse des extrémités des phalangettes, des métacarpiens, des os de l'avant-bras. Il existe, en outre, un développement anormal des varices au niveau des membres inférieurs avec une localisation exceptionnelle au niveau de la partie supérieure des saphènes.

Dans ce cas, j'ai attiré l'attention sur plusieurs particularités : l'existence d'épisodes hallucinatoires dans les conditions de toute abstention forcée des boissons alcooliques ; l'intervention vraisemblable, dans la production des illusions visuelles, d'un facteur toxique de nature endogène ; apparition de ces épisodes hallucinatoires chez un sujet atteint d'ostéo-arthropathie hypertrophiante considérée généralement comme un syndrome auto-toxique soit pneumique, soit hépatique, soit tuberculeux ; association, rare en clinique psychiatrique, d'un syndrome paranoiaque extensif non progressif, à forme interprétative avec un syndrome ostéo-arthro-pathique hypertrophiant évoluant tous les deux sur un terrain commun d'auto-intoxication et de dystrophie importante du système veineux ; rémission très remarquable des troubles mentaux correspondants due probablement à une atténuation des processus auto-toxiques ; mise en lumière de certains terrains dits « dégénératifs » sur lesquels peut éclore avec prédilection le délire des persécutés persécuteurs.

FOLIES PÉRIODIQUES

1. **La folie intermittente**, *in* édition française de l'*Atlas-Manuel de psychiatrie*. Paris, 1904.

2. **La mélancolie** (en collaboration avec M. le docteur TOULOUSE). Ouvrage couronné par l'Académie de médecine (Prix Lefèvre. 1896 .

1. Quelques auteurs soutiennent que la mélancolie suppose un état somatique qui en est la première condition physiologique, la cause immédiate. Ils disent qu'on est triste parce qu'on a la respiration faible, superficielle, le pouls contracté, les muscles relâchés.

D'autres affirment que l'émotion est antérieure et qu'on présente tous les signes physiques parce qu'on est triste.

2. Le problème de l'antériorité des phénomènes demeure tout entier.

S'il est parfaitement certain qu'en clinique l'état mental triste (qu'il soit normal ou pathologique a des conditions somatiques que notre travail fait amplement ressortir par des graphiques, on peut cependant objecter à la théorie de Lange que l'antériorité des phénomènes physiques et, notamment, celle des modifications vaso-

motrices n'a pas été encore prouvée expérimentalement et paraît
même douteuse, puisque lorsqu'on provoque une émotion chez un

Aspect de la mélancolie avec stupeur (fig. 9).

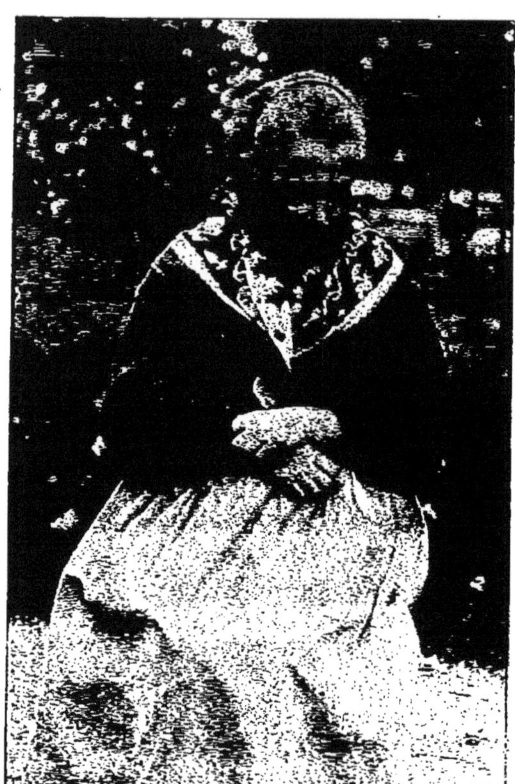

FIG. 9. — Une mélancolique avec stupeur (in *Mélancolie*, Paris, 1896).

sujet dont on prend le pouls capillaire, la réaction vaso-constrictive
s'inscrit visiblement après la perception de l'état émotionnel.

Le pouls, la respiration, la température et les urines dans les états mélancoliques avec stupeur (voir fig. 10, 11, 12, 13, 14, 15, 16 et 17).

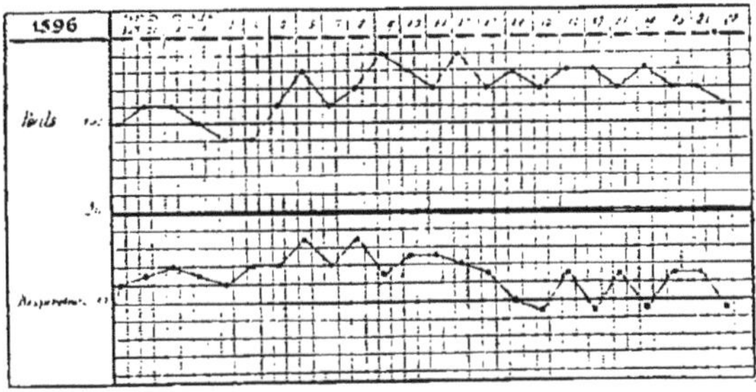

Fig. 10. — Dissociation du pouls et de la respiration chez une mélancolique à l'état de stupeur, in *Mélancolie*, Paris. 1896.

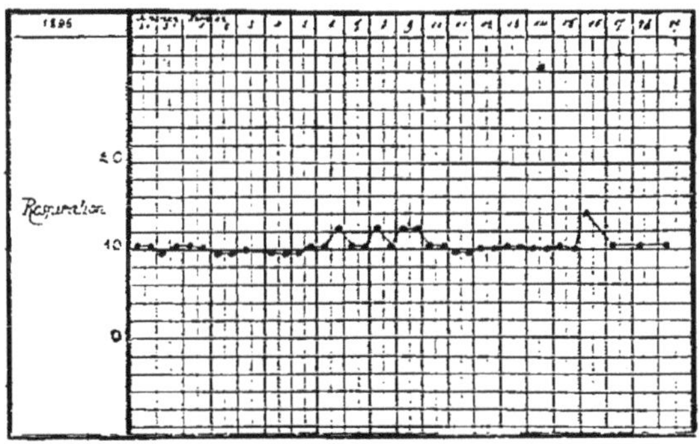

Fig. 11. — Ralentissement de la respiration chez un mélancolique avec stupeur, in *Mélancolie*, Paris, 1896.

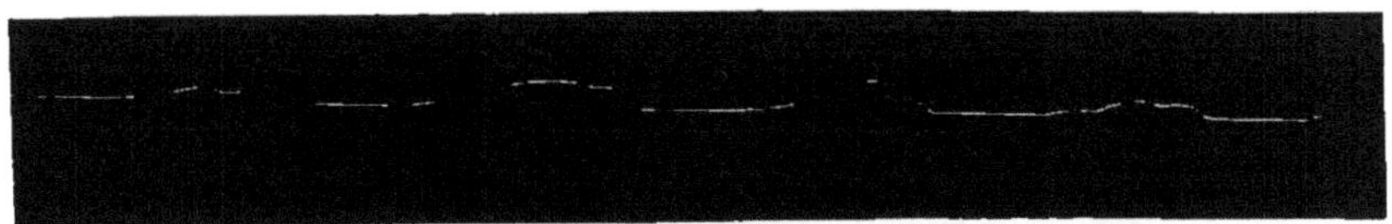

Fig. 12. — Respiration superficielle dans la mélancolie avec stupeur (16 secondes), in *Mélancolie*, Paris, 1896.

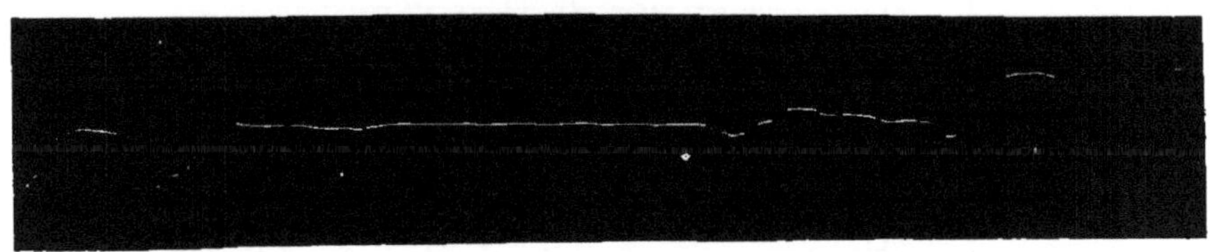

Fig. 13. — Respiration superficielle avec pauses et fortes inspirations périodiques dans la mélancolie avec stupeur 17 secondes), in *Mélancolie*. Paris. 1896.

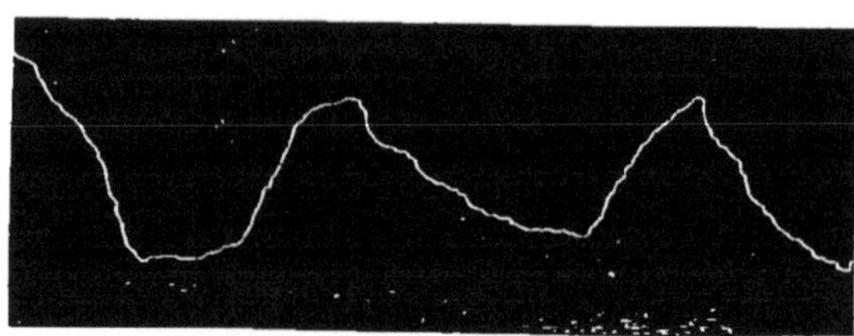

Fig. 14. — Respiration tremblée dans la mélancolie avec stupeur
(10 secondes), in *Mélancolie*, Paris, 1896.

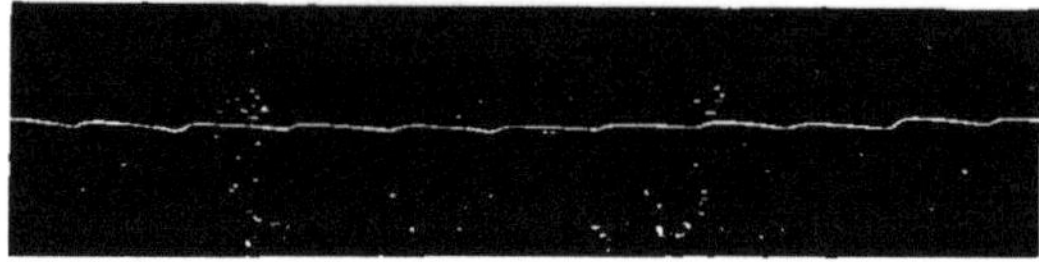

Fig. 15. — Pouls dans la mélancolie avec stupeur, in *Mélancolie*, Paris. 1896.

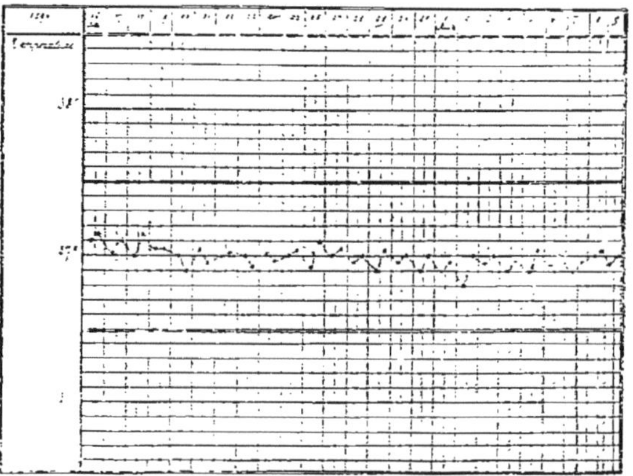

Fig. 16. — Température dans la mélancolie avec stupeur, in *Mélancolie*,
Paris. 1896.

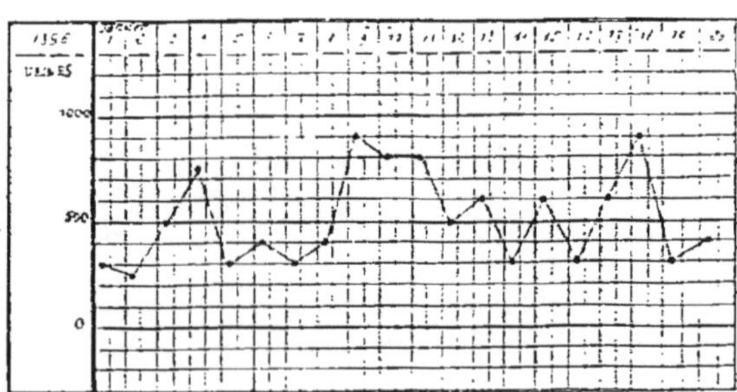

Fig. 17. — Quantité d'urines des 24 heures diminuée dans la mélancolie
avec stupeur, in *Mélancolie*, Paris, 1896.

Aspect de la mélancolie anxieuse (fig. 18 et 19).

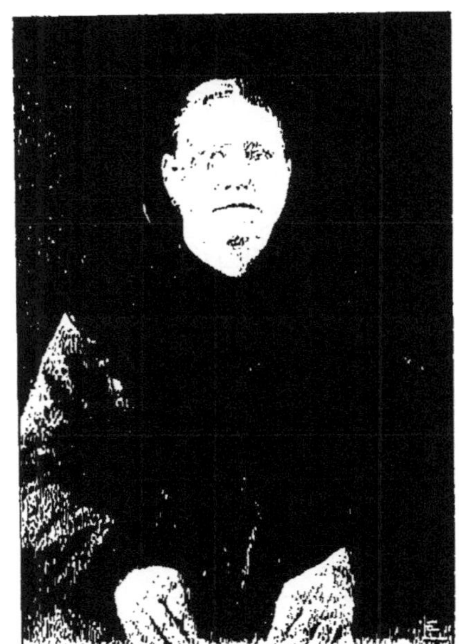

Fig. 18. — Mélancolique anxieuse.

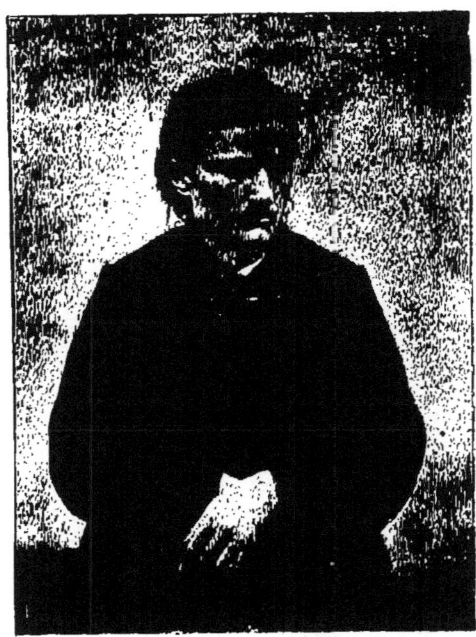

Fig. 19. — Mélancolique anxieuse délirante.

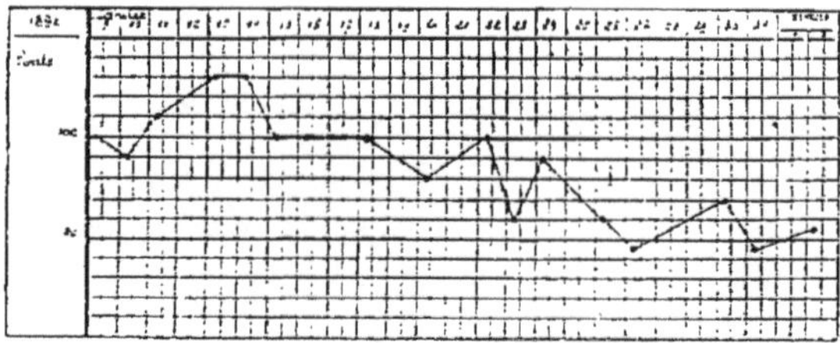

Fig. 20. — Pouls dans la mélancolie anxieuse, in *Mélancolie*, Paris, 1896.

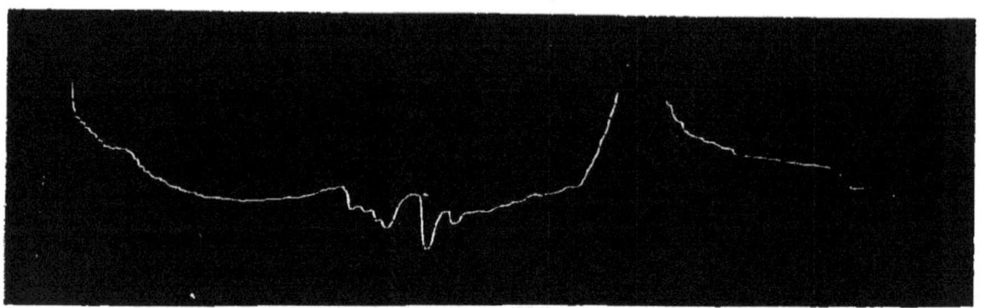

Fig. 21. — Respiration tremblée dans la mélancolie anxieuse (17 secondes),
in *Mélancolie*, Paris, 1896.

Fig. 22. — Température dans la mélancolie anxieuse, in *Mélancolie*, Paris, 1896.

Variation du pouls, de la température, de la respiration, de la tension
artérielle, des urines, du poids, de la dynamométrie, du temps de
réaction dans la folie périodique, intermittente, dite par certains auteurs maniaque-dépressive (fig. 23, 24, 25, 26, 27, 28, 29, 30 et 31).

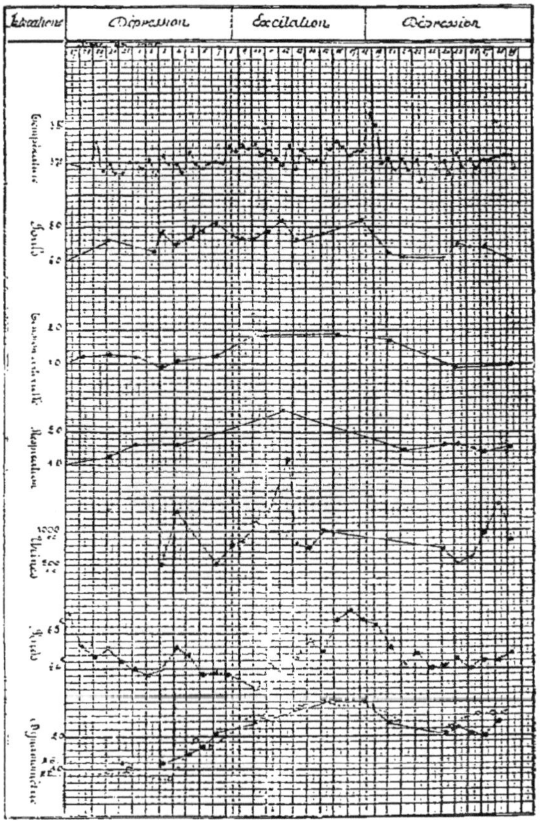

Fig. 23. — Variations dans la folie périodique à forme circulaire.
in *Mélancolie*, Paris, 1896.

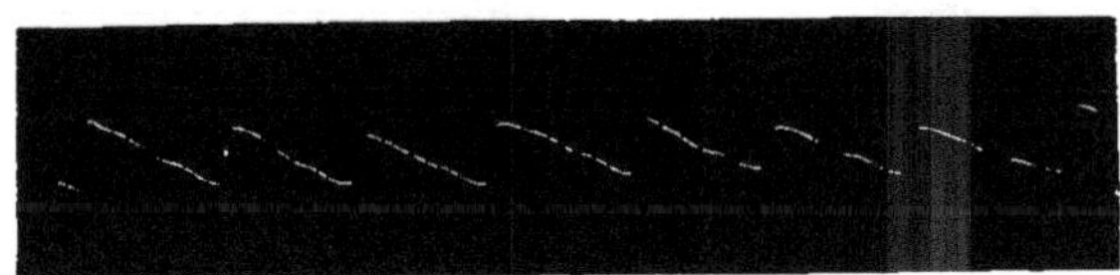

Fig. 24. — Pouls pendant la période maniaque de la folie périodique.
in *Mélancolie*, Paris, 1896.

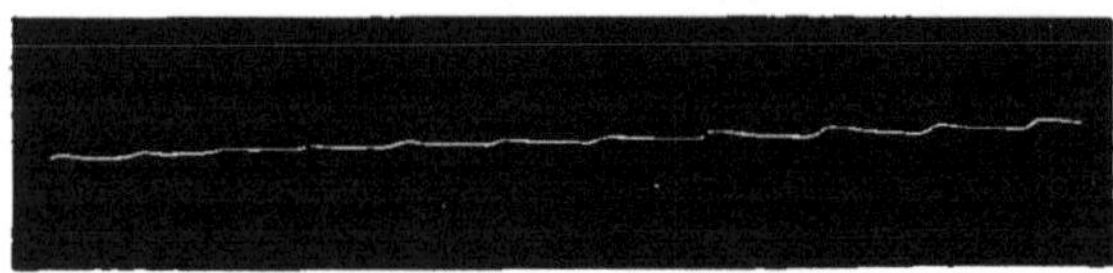

FIG. 25. — Pouls dans la période dépressive de la folie périodique, in *Mélancolie*, Paris, 1896.

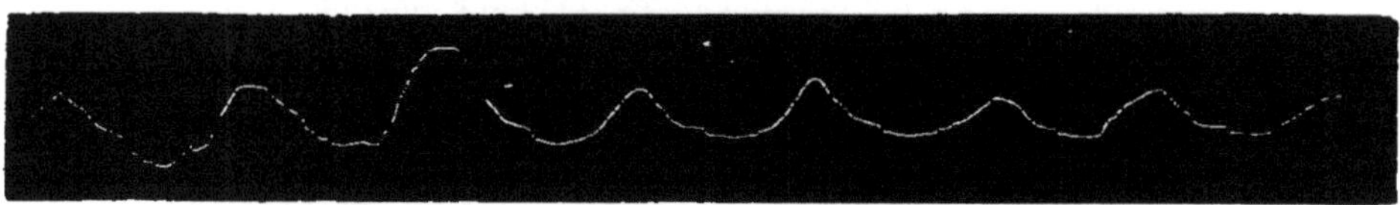

FIG. 26. — Respiration dans la période d'excitation de la folie périodique, in *Mélancolie*, Paris, 1896.

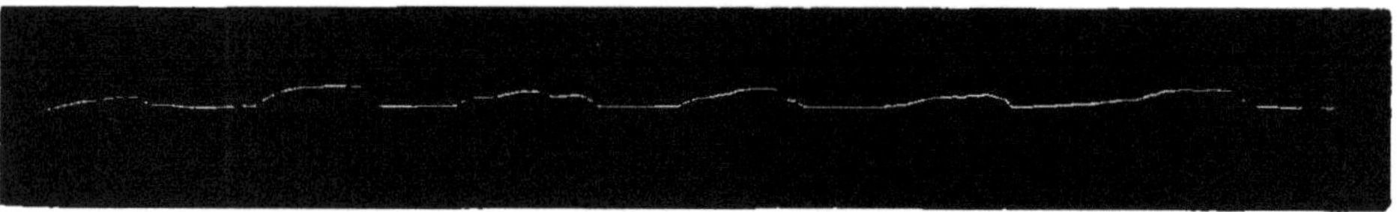

FIG. 27. — Respiration dans la période dépressive de la folie périodique, in *Mélancolie*, Paris, 1896.

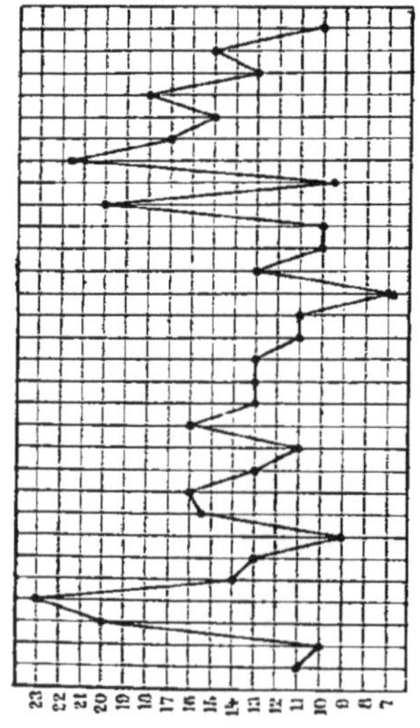

FIG. 28. — Temps de réaction simple dans la période maniaque de la folie périodique, in *Mélancolie*, Paris, 1896.

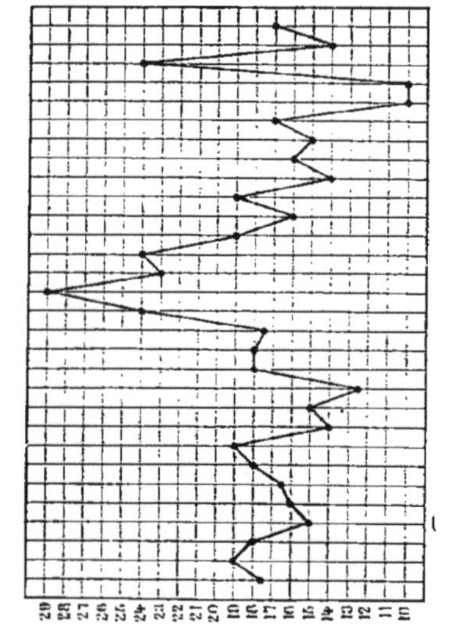

FIG. 29. — Temps de réaction simple dans une période intercalaire normale dans la folie périodique, in *Mélancolie*, Paris, 1896.

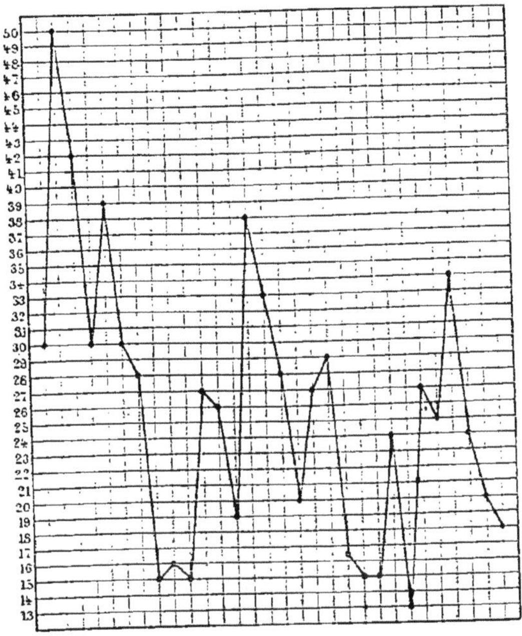

FIG. 30. — Temps de réaction simple dans la période dépressive de la folie périodique, in *Mélancolie*, Paris, 1896.

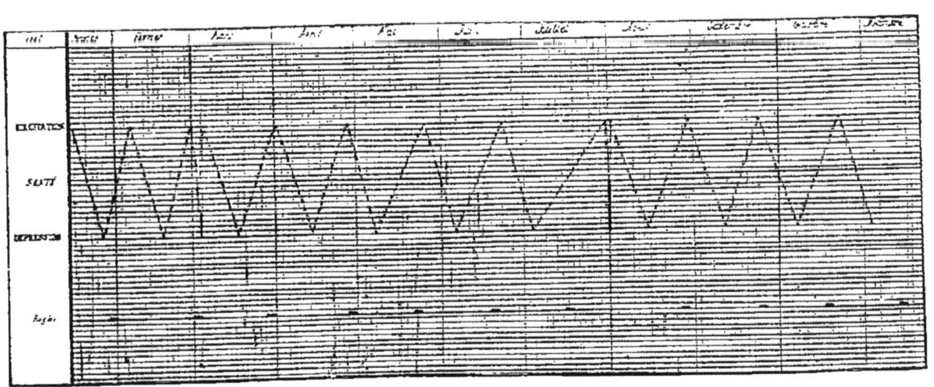

FIG. 31. — Folie intermittente succession des périodes, in *Mélancolie*. Paris, 1896.

3. **Un cas d'acromégalie avec épilepsie et psychose périodique.**
(Conférence faite à Bicêtre le 10 mai 1908.) *Gazette des hôpitaux*,
1908, n° 89.

Il s'agit d'un acromégalique typique, appartenant à une famille
présentant plusieurs exemples de gigantisme du côté maternel.

L'intérêt clinique de l'observation consiste en ce fait que l'acro-

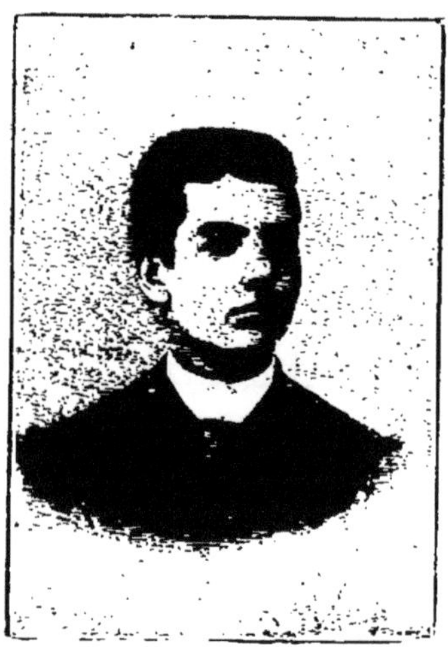

Fig. 32. — Le malade à l'âge de 16 ans, avant le début de son acromégalie.
(In *Gaz. Hôp.*, 1908, n° 89.)

mégalie s'est compliquée successivement d'épilepsie et de psychose
périodique appelée « maniaque-dépressive » par certains auteurs
allemands et français.

L'épilepsie se manifesta sous les aspects les plus variés : crises
convulsives, vertiges, épilepsie psychique. Au début, les crises
convulsives se reproduisirent quotidiennement pendant quinze
mois ; puis elles s'espacèrent, revinrent environ tous les quinze
jours.

Le malade n'avait aucune aura, il poussait un cri, tombait, était pris de convulsions toniques, puis cloniques, brèves et peu mar-

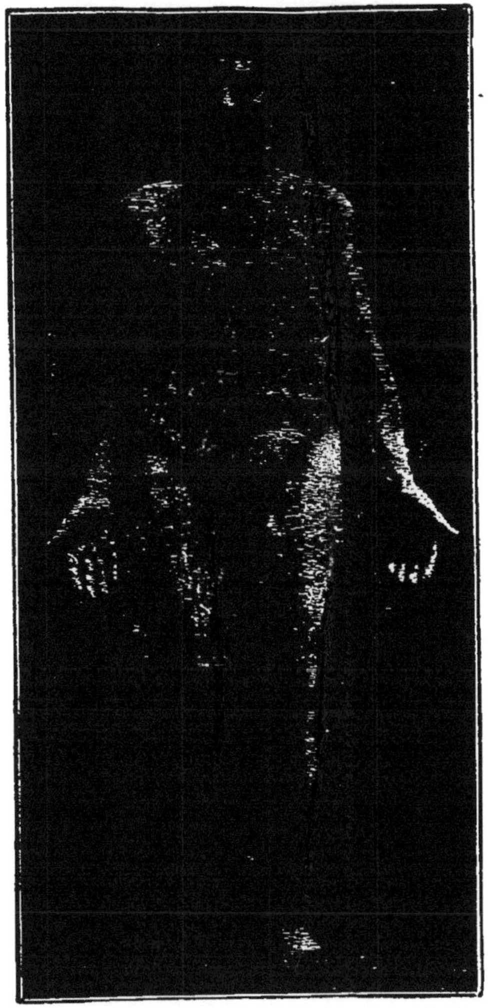

FIG. 33. — Acromégalique épileptique atteint de psychose périodique.
(In *Gaz. des Hôp.* 1908. n° 89.)

quées, écumait, se mordait la langue. et enfin il se réveillait au bout de trois quarts d'heure à une heure, abattu, amnésique, en

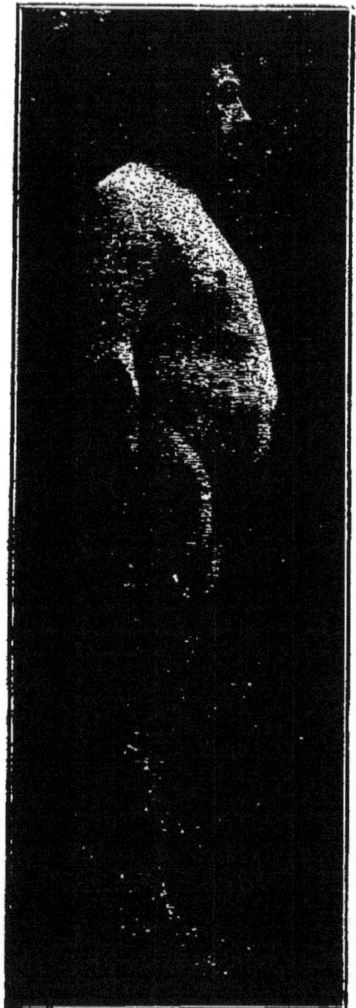

Fig. 34. — Le même, vu de profil (*Gaz. Hôp.*, 1908, n° 89).

proie à de violentes douleurs céphaliques et lombaires. Les vertiges étaient aussi bien diurnes que nocturnes. Tout à coup pendant la

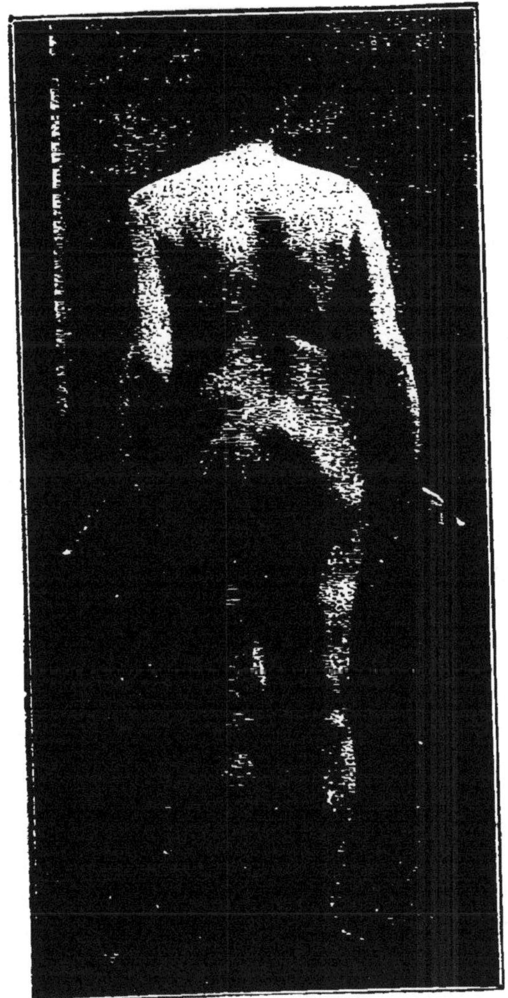

FIG. 35. — Le même (*Gaz. Hóp.*, 1908, n° 89).

conversation, il s'arrêtait, pâlissait, prenait une pose extatique ;

puis, au bout de quelques secondes, reprenait la phrase au point où il l'avait abandonnée.

D'autres fois, ces pertes de connaissance étaient un peu plus longues et s'accompagnaient de quelques mouvements des yeux et des membres, absolument inconscients. Enfin, D... avait également des impulsions très caractéristiques dont la nature était nettement comitiale. Un jour, passant devant l'église grande ouverte, il se jette sur un aveugle qui cheminait à ses côtés et le porte au pied de l'autel. Une autre fois, alors qu'il était valet de chambre, il se précipite sur la maîtresse de la maison et l'embrasse ; il déchire inconsciemment un journal, empoigne un tuyau de calorifère et le démolit, etc. À deux reprises il a commis des actes d'exhibitionnisme, notamment dans un atelier de femmes. Ces différents symptômes étaient comme les crises comitiales absolument inconscients, et le malade ne les connaissait que par le dire de ses camarades.

À côté de ces troubles mentaux divers il s'en place d'autres d'une nature différente. car le malade en avait parfaitement conscience. Il a surtout remarqué depuis le début de sa maladie une diminution considérable de la mémoire. Les souvenirs très anciens remontant à son enfance, à sa première communion, étaient encore nets dans son esprit : mais il a complètement oublié les faits plus récents, tels que les circonstances de son mariage. Les associations des idées sont devenues plus lentes et plus paresseuses que par le passé. Il avouait n'avoir « rien à dire », « il ne savait quoi écrire. » il avait la « tête vide ». Son caractère, jadis gai, s'est aussi modifié. Habituellement morose, mélancolique, il ne s'intéressait à rien. À certains moments, il devenait encore plus sombre : il se jugeait perdu, ne se croyait plus bon qu'à faire une « bête à expériences » : il demandait la mort. Ces états de dépression conscients étaient d'assez courte durée et paraissaient d'autant plus saisissants que le malade présentait parfois des phases d'euphorie et d'agitation. C'est pour l'une de celles-ci qu'il fut transféré dans mon service. Il se mettait alors à chanter. à crier, devenait violent ; il était pris de graphomanie et barbouillait d'encre des cahiers entiers. soit en prose, soit en vers. Il manifestait dans ses écrits et dans ses paroles une

joie exubérante. Il avait de cet état d'excitation une parfaite
conscience et disait : « Je n'étais plus le même, j'étais guéri. Dans
mon idée, je ne pensais qu'à écrire ; d'habitude je ne trouve pas
de mots. Il me semblait que j'avais plus de facilité de parler,
d'écrire. » Ces périodes d'euphorie ou de dépression duraient chacune une quinzaine de jours ; puis elles s'éteignaient peu à peu et
étaient remplacées par l'apathie et l'indifférence habituelles.

4. Les injections du liquide céphalo-rachidien dans le traitement des états asthéniques d'origine organique ou fonctionnelle (présentation de malade. *Bulletin de la Société clinique
de médecine mentale*, décembre 1908, n° 5.

Au cours de mes recherches sur l'action anti-comitiale des injections du liquide céphalo-rachidien d'origine hétéro-épileptique,
j'ai remarqué, chez les malades injectés, un relèvement plus ou
moins notable et persistant de leur état cœnesthésique contrastant
singulièrement avec la dépression morale et physique qui les caractérisait avant les injections.

Pour vérifier cette action tonifiante du liquide céphalo-rachidien,
j'ai profité de la présence dans mon service d'un paralytique
général, arrivé à la troisième période de son affection organique et
tombé, depuis plusieurs mois, dans un état d'apathie voisin de la
stupeur, état accompagné de mutisme absolu, d'indifférence complète, d'immobilité passive, symptômes si fréquents à la fin des
méningo-encéphalites diffuses. Après lui avoir fait une ponction
lombaire et retiré une vingtaine de centimètres cubes de son
liquide céphalo-rachidien qui coulait sans hypertension, j'ai attendu
quarante-huit heures pour me rendre compte de l'effet de cette
intervention sur l'état de prostration du malade. Au bout de quarante-huit heures, l'apathie physique et morale de ce paralytique
général étant au même degré qu'avant la ponction, je lui ai injecté
dans la région fessière 10 centimètres cubes de sérum physiologique à 9 grammes de Cl Na p. 1.000. Cette injection n'ayant déterminé aucune modification favorable dans l'état de dépression du
malade, je lui ai injecté finalement 10 centimètres cubes de son

propre liquide céphalo-rachidien, conservé, depuis la ponction, dans une glacière et ramené, au moment de l'injection, à la température de 37°. Dès le lendemain, il s'est produit dans l'état de ce paralytique général un changement favorable de l'état cœnesthésique : le regard s'est animé ; le malade a répondu par des mots séparés ou des phrases courtes à des questions très simples ; même, pouvait-on provoquer chez lui, par des questions appropriées, quelque vague sourire sur le faciès figé et absolument immobile jusque-là. Cette modification qui s'est accompagnée d'une légère accélération du pouls et d'une très faible augmentation de la pression artérielle, ne s'est maintenue que quelques jours, au bout desquels le malade est retombé dans son marasme habituel. Croyant avoir eu affaire à une simple coïncidence, j'ai répété à plusieurs reprises différentes et dans les mêmes conditions expérimentales, les injections du liquide céphalo-rachidien. Chaque fois, le résultat a été identique : ce liquide injecté sous la peau ou sous les muscles, déterminait régulièrement dans les vingt-quatre ou trente-six heures un relèvement de tonus psychique de ce paralytique général. Chaque fois, ce relèvement ne durait d'ailleurs qu'entre trois et huit jours.

C'est guidé par les résultats de ces injections que j'eus l'idée d'employer cette méthode chez un sujet de 32 ans, présenté à la *Société clinique de médecine mentale* en décembre 1908, chez lequel le diagnostic qui s'imposait était celui d'un état de *dégénérescence mentale avec psychasthénie, dépression mélancolique, céphalée constante et intense, idées de suicide,* le tout chez un descendant d'aliéné ayant contracté lui-même la syphilis postérieurement au début des accidents nerveux et psychiques dont il est actuellement atteint.

Dans la matinée du 31 octobre dernier, je fis à ce malade une ponction lombaire et lui retirai 15 centimètres cubes d'un liquide très limpide sorti en jet léger. Aussitôt après, le liquide retiré a été injecté au malade dans la région fessière.

Les suites immédiates de cette intervention ont été les suivantes :

Pendant huit jours, le malade a été alité. La céphalée s'est atténuée dès le premier jour, mais il y a eu pendant les quatre ou cinq premiers jours un état vertigineux avec intolérance gastrique. A la fin de la huitaine, ces manifestations indiquant une légère réaction méningée et qui se montrent quelquefois après des évacuations du liquide céphalo-rachidien, ont totalement disparu.

Quinze jours après, le 12 novembre 1908, le malade revint à la consultation externe de Bicêtre pour se déclarer complètement débarrassé de sa céphalée, débarrassé de sa dépression générale, ne songeant plus au suicide et décidé à reprendre son travail habituel.

Au cinquantième jour de l'injection pratiquée le 31 octobre dernier, la guérison se maintient. L'ex-malade gagne ses 40 francs par semaine; il est actif, d'humeur plus agréable pour sa femme, dormant plus paisiblement. (La guérison de ce malade se maintient encore actuellement, dix-huit mois après l'intervention.)

ÉTATS NEURASTHÉNIQUES

1. Un cas de neurasthénie syphilitique, in *Bulletin médical*, 1899, p. 535.

Il s'agit d'un homme de 34 ans ayant contracté la syphilis à 29 ans et atteint depuis l'âge de 32 ans d'un état neurasthénique nettement caractérisé par ses stigmates classiques : la *céphalée* gravative, seulement diurne, avec cette particularité, cependant, qu'elle était temporale. *unilatérale*; la *lassitude*, même après une nuit de sommeil ; le *vertige* avec sensation de faiblesse des membres inférieurs qui tendent à se dérober à tel point que le malade croyait qu'il allait tomber; l'*angoisse précordiale* avec sensation de serrement de la poitrine dans un étau ; l'*état psychopathique*, enfin, constitué par la difficulté de se livrer à une occupation intellectuelle, les *phobies* de tomber, d'oublier le mot, etc., malgré l'intégrité de la mémoire et du jugement.

L'évolution clinique subordonnait, au moins au point de vue chronologique, le syndrome neurasthénique aux accidents syphilitiques. La question se posait donc de savoir si l'infection syphilitique n'avait pas créé à elle seule la neurasthénie. Pour résoudre ce problème, il n'y avait qu'un moyen : c'était, sans tenir aucun compte du traitement nerveux de la neurasthénie, d'appliquer exclusivement le traitement mercuriel et ioduré. C'est ce que je fis.

En avril 1898, un mois après ce traitement, les symptômes neurasthéniques s'atténuèrent.

J'ai revu le malade en mai, ensuite en août 1898 ; il continuait la médication iodurée seule et il a pu reprendre ses occupations dans des conditions intellectuelles et morales infiniment meilleures. La syphilide de la cuisse a disparu ; seules les traces de syphilides pigmentaires persistaient d'une façon tenace.

Le diagnostic de neurasthénie syphilitique m'a paru, dans ces conditions, établi d'une façon rationnelle.

2. Traitement de la neurasthénie, in *Manuel de la thérapeutique médicale*, t. II, 1901.

Le traitement *pathogénique* est exposé dans ce travail dans tous ses détails. Un autre chapitre est consacré au traitement *symptomatique*, physique et moral de la neurasthénie.

ÉTATS HYSTÉRIQUES

1. Hystérie mâle et dégénérescence. Thèse de doctorat.
Paris, 1890.

1. Par un ensemble de 40 observations se trouve démontrée dans ce travail la coïncidence fréquente en clinique de l'hystérie mâle avec les stigmates psychiques et physiques de la dégénérescence.

2. On voit notamment que, jusqu'à un certain âge, l'histoire pathologique d'un grand nombre de débiles et de déséquilibrés est dégagée de toute manifestation saillante. Puis, sous l'influence d'un traumatisme, d'une infection ou d'une intoxication, surviennent des obsessions, des impulsions et simultanément des accidents hystériques.

3. De plus, en examinant l'évolution morbide de ces malades, on y constate un ordre assez remarquable : l'individu chez lequel les tendances émotives dominent pendant son enfance devient plus tard un agoraphobe, un claustrophobe ; quand c'est la sensibilité générale qui se fait remarquer dès le début par son fonctionnement irrégulier, le sujet verse à un âge plus avancé dans l'hypocondrie ; enfin, si les troubles moteurs réflexes occupent le devant de la scène, on se trouve ultérieurement en présence de l'épilepsie, de l'hystérie.

4. Mais, à côté de cet ordre d'évolution, il y a l'association de ces troubles intellectuels, sensitivo-sensoriels, moteurs réflexes chez le même individu qui, à un moment donné, pourra présenter à la fois de l'hémianesthésie, du rétrécissement du champ visuel, des crises convulsives, de l'hystérie, en un mot, et, de plus, de la folie du doute, du délire du toucher, de l'onomatomanie, des impulsions au suicide, etc., autant de stigmates de la dégénérescence psychique.

5. Donc, la dégénérescence et l'hystérie paraissent avoir une affinité mutuelle qui se manifeste sous l'influence d'un agent provocateur quelconque : alcoolisme, maladies infectieuses, traumatismes, etc. Dans certains cas, l'hystérie paraît même être le résultat d'une évolution d'un stigmate moteur de la dégénérescence.

2. **L'hystérie et la dégénérescence**, *in* édition française
de *l'Atlas-Manuel de psychiatrie*. Paris, 1904.

3. **Le caractère hystérique**, *in* édition française
de *l'Atlas-Manuel de psychiatrie*. Paris, 1904.

ÉTATS ÉPILEPTIQUES

1. Du dermographisme chez les épileptiques au point de vue diagnostique et médico-légal. Leçon faite à l'hospice de Bicêtre le 17 juin 1908. *Bulletin médical.* 22 juillet 1908.

J'ai recherché la dermatoneurose chez 195 comitiaux. En admettant comme manifestation dermographique non seulement la variété stéréographique, mais encore la variété érythémateuse, j'ai constaté la forme papuleuse à grande intensité chez 12,3 p. 100 des épileptiques, et la forme stéréographique moyenne avec prédominance de la forme érythémateuse dans 40 p. 100 des cas. La moitié des comitiaux présentent donc de la dermatoneurose.

Je me suis servi, pour produire l'excitation des téguments, d'une pointe mousse au moyen de laquelle l'on frotte la peau avec une intensité aussi égale que possible. L'on voit alors se dessiner la réaction cutanée au bout d'un instant, temps chronométriquement enregistrable au 1/10e de seconde, variable pour chaque individu, mais toujours le même chez un même malade, si l'on fait l'observation dans des conditions identiques.

La région cutanée sur laquelle on opère a une certaine importance. Les phénomènes sont plus accusés sur la région dorsale que sur la région thoracique antérieure ou abdominale, à cause de sa richesse en fibres lisses. Au niveau des membres, le dermographisme est moins intense et toujours plus marqué à la racine qu'à l'extrémité distale. En outre, quel que soit le sens de l'excitation, des extrémités à la racine ou vice versa, le graphique apparaît d'abord aux points les plus proches du tronc, puis gagne rapidement le reste du membre. Ceci me fait supposer que ces impulsions vaso-motrices sont d'origine centrale et ont leur centre soit dans les cornes antérieures de la moelle, soit dans les ganglions sympathiques.

Le phénomène persiste un temps plus ou moins long. Chez un

de mes malades présentant la forme stéréographique intense, le tracé persiste près de douze heures. Chez d'autres, présentant la forme érythémateuse, les inscriptions dermiques sont encore visibles quatre heures et demie après l'excitation. Lorsqu'elles ont complètement disparu, on peut facilement les faire renaître par une simple friction sur la partie précédemment excitée. L'on voit alors se dessiner très nettement les traits dont on avait rayé la peau. C'est un phénomène d'excitabilité des fibres lisses qui ne demandent qu'à se contracter à nouveau sous l'influence d'une faible excitation.

Tous ces faits paraissent être la traduction d'une réflectivité exagérée de la peau et, de fait, ils coïncident presque toujours avec l'exagération des réflexes, qui est si fréquente chez les comitiaux. Ils entraînent également des troubles sécrétoires et j'ai pu constater, chez beaucoup de mes malades, l'apparition de gouttes de sueur sous les aisselles (hyperidrose axillaire), lorsqu'on excite les téguments de la région dorsale.

Ces manifestations dermographiques sont plus ou moins influencées par les agents physiques et chimiques et c'est surtout aux anesthésiques que je me suis adressé pour étudier leurs variations. Si l'on badigeonne au chloroforme les téguments avant de les exciter. le phénomène est beaucoup moins accusé. Il n'est pas modifié, si on les imprègne après l'excitation. L'éther a une action analogue. Le chloréthyle appliqué avant l'excitation retarde l'apparition du phénomène qui reste faible; puis, il se forme une plaque œdémateuse limitée par un bourrelet simulant celui de l'érysipèle. L'application de ce réfrigérant sur une raie dermographique en train de s'effacer la ravive et l'élargit. L'eau à $11°$ est sans effet; à $55°$, elle ne produit que des modifications à peine sensibles. L'adrénaline au $1/1000$ donne à la plaque une teinte verdâtre. Enfin, je me suis demandé si le traitement bromuré auquel sont soumis les malades n'était pas sans influencer la réflectivité cutanée. A cet effet, je les ai divisés en deux catégories : les uns ne subissaient aucun traitement et les autres prenaient 4 grammes de bromure de potassium par jour. Les résultats ne furent aucunement modifiés ni chez les uns ni chez les autres de ces malades.

Tels sont les phénomènes dermographiques que l'on peut observer chez les épileptiques à l'état de repos. Ils sont modifiés par les accès et même les vertiges. Aussitôt après l'accès ou pendant le repos comitial, il y a très souvent un retard et une diminution de la dermatoneurose.

C'est là un point clinique intéressant du dermographisme, un de ceux qui me paraissent avoir une certaine importance pour établir le diagnostic de l'accès convulsif.

Chez un comitial à l'état de repos, les manifestations dermographiques apparaissent toujours au bout du même temps (calculé au $1/10^e$ de seconde); elles sont toujours les mêmes : stéréographiques ou érythémateuses; leur durée est invariable et on peut les faire réapparaître au bout d'un temps constant, à condition que l'excitant soit le même, qu'il soit appliqué avec la même intensité, que la position du corps soit semblable et, enfin, que la température ambiante soit à peu près au même niveau thermométrique. L'on peut ainsi établir, pour chaque malade à l'état de repos, un *indice* ou une *formule dermographique* caractérisée par cinq termes :

1º Le temps qui sépare l'excitation de l'apparition de la raie dermographique;

2º La variété de la dermatoneurose;

3º L'intensité de la bande érythémateuse dont la largeur est mesurable au millimètre;

4º La durée du phénomène;

5º Le temps pendant lequel il réapparaît sous l'influence d'un frottement.

L'expérimentation clinique m'a démontré que si l'on recherche cette formule au cours ou peu de temps après l'accès comitial, elle présente deux modifications:

1º Retard de l'apparition de la raie dermographique (le retard est de quelques dixièmes de seconde);

2º Diminution de son intensité. C'est ainsi que chez des malades présentant une certaine stéréographie, je n'ai pu obtenir, après un accès, que des bandes érythémateuses aucunement surélevées.

Au cours des accès simulés, et c'est une expérience que j'ai répétée à plusieurs reprises chez deux ou trois de mes malades, l'indice dermographique ne subit aucune modification. Il résulte de ceci la possibilité d'une sorte de *dermographo-diagnostic* de la crise d'épilepsie que l'on peut établir facilement, à condition que le sujet soit dermographique, et que l'on ait établi auparavant sa formule dermographique.

Une deuxième application, médico-légale, me semble pouvoir être tirée de la possibilité de faire réapparaître par la friction les inscriptions dermiques. Chez un dermographique l'on pourra ainsi découvrir les violences légères et récentes auxquelles il aura été soumis. Nous ligotâmes les bras de l'un de nos malades, Pr..., le 8 avril 1908, à 10 heures du matin, au bout d'un quart d'heure on le débarrassait de ses liens dont la place était marquée par de larges bandes érythémateuses. Quatre heures après, il ne persistait du phénomène que deux petites traces insignifiantes. Une simple friction faite avec la paume de la main fit réapparaître, d'une façon très nette, tous les vestiges du léger traumatisme que le malade avait subi.

Le dermographo-diagnostic peut trouver son application non seulement dans l'épilepsie, mais dans les diverses affections nerveuses ou mentales procédant par crises ou par accès : dans l'hystérie, dans les encéphalites et les méningo-encéphalites à ictus, les délires toxiques et infectieux à poussées aiguës ou suraiguës, les psychoses périodiques. Quant à la deuxième application, tous les dermographiques, quelle que soit l'étiologie de leur dermographisme, en sont justiciables.

Désormais donc, il semble qu'il y ait un intérêt pratique d'établir, pour chaque comitial présentant le phénomène de la dermatoneurose, sa formule dermographique dont les modifications au cours des crises convulsives pourront aider au diagnostic. D'autre part, les manifestations dermographiques semblent devoir être tirées de l'oubli où on les laisse, car elles peuvent intéresser non seulement le clinicien, aliéniste ou neurologiste, mais aussi le médecin légiste.

2. L'automatisme ambulatoire des épileptiques, *in* édition française
de *l'Atlas-Manuel de psychiatrie.* Paris, 1904.

3. La toxicité urinaire dans l'épilepsie, *in* édition française
de *l'Atlas-Manuel de psychiatrie.* Paris, 1904.

4. Le rôle de l'émotion dans l'éclosion des accidents épileptiques.
Réunion annuelle de la *Société de neurologie* et de la *Société de psychiatrie,* 9 décembre 1909.

En 1908, j'ai fait dans le service des épileptiques de l'hospice de
Bicêtre une enquête étiologique sur les diverses causes prédisposantes, déterminantes et provocatrices des états comitiaux. Sur
cent vingt-six cas d'épilepsie, l'émotion a été notée par les parents
vingt fois en qualité de cause provocatrice des accès convulsifs ou
des équivalents, ce qui donnait, à première vue, une proportion de
15 p. 100. Or, après une analyse plus attentive de ces vingt cas, j'ai
pu les diviser en trois groupes : 1°douze cas dans lesquels les manifestations épileptiques semblent être survenues, soit immédiatement,
soit très peu de temps après une émotion violente : accident de voi-
ture, attaque par trente chiens, présence à une exécution capitale
ou bien à une bagarre d'apaches, etc...; 2° six cas dans lesquels les
accidents comitiaux n'ont eu lieu que 6 mois, 1 an, 3 ans, 6 ans,
9 ans et même 12 ans après l'émotion ; 3° deux cas dans lesquels les
accès convulsifs sont nettement et de beaucoup antérieurs à l'émotion violente incriminée par les parents.

En étudiant les douze cas du premier groupe, ceux dans lesquels
l'émotion paraît jouer un rôle d'agent provocateur de l'épilepsie, on
en trouve *sept* dans lesquels il s'agit de sujets ayant des antécédents
personnels et héréditaires névropathiques, psychopathiques, toxiques ou infectieux : 1° imbécile congénital; 2° fils de père et mère
alcooliques avérés; 3° fièvre typhoïde peu de temps avant le début
de l'épilepsie ; 4° fièvre typhoïde plusieurs années avant le début
du mal comitial ; 5° imbécile congénital ; 6° fils d'alcooliques ;
7° id.

Restent finalement cinq cas dans lesquels l'émotion semble avoir joué un rôle effectif dans l'éclosion de l'épilepsie, ce qui réduit la proportion apparente de 15 p. 100 à 4 p. 100. Or, dans ces cas, l'enquête n'a pu être faite sérieusement, car les personnes venues pour donner des renseignements étaient des parents trop éloignés pour pouvoir donner des indications détaillées et sûres.

Il résulte ainsi de notre enquête que le rôle joué par l'émotion dans la provocation de l'épilepsie est le plus souvent d'ordre secondaire (7 fois sur 12 d'une façon absolument certaine) et que dans la hiérarchie des causes la première place appartient aux toxi-infections héréditaires ou acquises.

5. **Les causes de l'épilepsie**, *in* édition française
de *l'Atlas-Manuel de psychiatrie*. Paris, 1904.

6. **L'anatomie pathologique de l'épilepsie**, *in* édition française
de *l'Atlas-Manuel de psychiatrie*. Paris, 1904.

7. **Le traitement de l'épilepsie**, *in* édition française
de *l'Atlas-Manuel de psychiatrie*. Paris, 1904.

8. **Traitement de l'épilepsie**. in *Manuel de thérapeutique médicale*,
t. II, 1901.

Dans ce travail sont étudiés le traitement de l'épilepsie *générale* et celui de l'épilepsie *partielle* ou *jacksonienne*.

Le traitement de l'épilepsie générale comprend celui de l'*accès*, celui des *accidents consécutifs* aux accès, celui des *causes* de la maladie.

Dans le traitement *abortif* de l'accès, sont indiqués les divers moyens : la ligature, les médicaments, comme le nitrite d'amyle, etc., destinés à combattre les auras comitiales.

Les soins à donner pendant l'accès unique ou pendant l'état de mal sont longuement exposés. La méthode révulsive externe ou interne — bains ou draps mouillés sinapisés, vomitifs, purgatifs drastiques, lavements purgatifs ; les anesthésiques ; les désintoxicants ; les diurétiques ; le régime lacté absolu — rendent en pareil cas de réels services. L'*alitement* est le procédé de choix pour le traitement des troubles psychiques consécutifs à l'accès. Près du lit sera installée une baignoire pour pouvoir plonger le malade en cas de besoin dans un bain simple ou légèrement sinapisé selon les indications. Dans les excitations aiguës ou suraiguës post comitiales, l'hyoscine est préconisée à la dose d'un demi-milligramme en injection hypodermique.

La thérapeutique des *causes* de l'épilepsie est le chapitre le plus important de ce travail : traitement des accidents comitiaux dus aux entozoaires ; traitement de la syphilis héréditaire, du saturnisme, de l'absinthisme, des auto-intoxications et des auto-infections, des lésions organiques à siège et origines divers...

Dans les circonstances les plus variées, le bromure de potassium, « exempt d'iodure et *surtout de chlorure* » (p. 188, ligne 17 de mon travail de 1901) est indiqué comme médicament de choix.

Sont passés en revue tous les modes d'emploi des bromures ; toutes les précautions que leur emploi exige ; les divers médicaments essayés en remplacement des bromures : sels de zinc, de cuivre, d'argent, le borax, la valériane, l'atropine, le curare, la picrotoxine, le gallium palustre, l'ergotine ; l'opothérapie au moyen des glandes testiculaire, thyroïde, pituitaire, rénale ; l'hydrothérapie ; l'électricité ; les moyens chirurgicaux : ligature de la carotide, section de la portion cervicale du grand sympathique, extirpation des ovaires chez la femme, castration chez l'homme, trépanation — autant d'interventions sanglantes qui étant inutiles et dangereuses sont à rejeter carrément.

Le *traitement de l'épilepsie jacksonienne* est, au contraire, tributaire de la chirurgie d'une façon profitable à l'épileptique : section ou élongation d'un nerf en rapport avec le siège de la lésion traumatique du cerveau ; trépanation précoce au niveau de la région traumatisée ou atteinte d'une tumeur, d'un kyste, d'un épanchement, d'une pachyméningite.

Le travail se termine par une étude sur l'hygiène et l'assistance de l'épileptique.

9. Quelques faits biologiques observés chez des épileptiques à la suite d'injections hypodermiques ou intramusculaires du liquide céphalo-rachidien d'origine hétéro-comitiale (présentation de malades). *Société médicale des hôpitaux de Paris,* 27 novembre 1908, in *Bulletins et Mémoires de la Société médicale des hôpitaux de Paris,* décembre 1908.

J'ai pu constater, chez un certain nombre d'épileptiques de mon service de Bicêtre, la variabilité de la toxicité et de la composition chimique de leur liquide céphalo-rachidien, selon qu'on l'examine, à ce double point de vue, aussitôt après un accès ou une série d'accès, ou bien dans l'intervalle qui sépare deux accès ou deux séries. Cette toxicité plus ou moins grande, cette richesse plus ou moins considérable en phosphates, en albumine, en sulfates, en chlorures, en choline, etc..., semblent indiquer que le liquide céphalo-rachidien contient d'autant plus de substances virulentes, encore inconnues, qu'il appartient à des comitiaux plus fréquemment et plus gravement atteints.

Partant de cette hypothèse, j'ai divisé un certain nombre d'épileptiques de mon service en cinq groupes, en rapport avec la fréquence et l'intensité de leurs accidents comitiaux : 1° ceux qui présentent entre 0 et 10 accidents par mois ; 2° entre 10 et 20 ; 3° entre 20 et 30 ; 4° entre 30 et 40 ; 5° au delà de 40...

Prenant ensuite quatre épileptiques gravement atteints, je les ai soumis, chacun, à des injections sous-cutanées ou intramusculaires, à quelques jours d'intervalle, de 10 centimètres cubes de liquide céphalo-rachidien provenant des représentants de chacun des cinq groupes, en allant progressivement du groupe 1 au groupe 5.

Sur les quatre épileptiques soumis aux injections hétéro-comitiales du liquide céphalo-rachidien provenant de mes cinq groupes successifs, deux semblent en avoir retiré un avantage sérieux. L'un, B..., a vu ses accidents comitiaux diminuer de nombre dans une proportion notable et passer de la moyenne de 18 par mois à 5 ; le même a vu son état psychique se modifier dans le sens du relèvement sensible de son état cœnesthésique.

L'autre, L..., s'est modifié au point de vue comitial, général et mental d'une façon qui le rend méconnaissable à ceux qui l'ont observé depuis plusieurs années : il a moins d'accès (15 en novembre, au lieu de 70, 60 en août, septembre, octobre) ; son poids a augmenté, en rapport avec un appétit plus considérable ; ses escarres se sont cicatrisées ; son état mental, épileptique démential, a cédé la place à une intelligence moins obtuse, plus éveillée, plus active.

Dans le cas de L..., on assiste à une véritable rémission de phénomènes comitiaux graves et à une régression d'un état démentiel fortement accusé. Ces modifications nous semblent devoir être attribuées aux injections pratiquées dans les conditions indiquées.

L'amélioration dans le troisième cas n'a été que partielle et n'a porté que sur l'état coenesthésique du malade P...

Quant à l'épileptique H..., le mieux constaté a été fugace, transitoire, avec prédominance, également, sur l'état psychique.

Ces observations suggèrent quelques réflexions.

Tout d'abord, je dois constater l'innocuité absolue de ces injections faites aux épileptiques, avec toutes les précautions aseptiques en usage en pareil cas.

Quant aux améliorations, durables ou passagères, observées dans les cas rapportés, on ne peut émettre que des hypothèses, plus incertaines les unes que les autres. S'il était permis d'établir une simple analogie entre les poussées successives d'un état infectieux et les manifestations périodiques de l'épilepsie d'origine auto-toxique, on pourrait, à la rigueur, fournir l'interprétation suivante des faits : Les injections répétées du liquide céphalo-rachidien, faites dans les conditions que nous avons déterminées, donneraient lieu à une formation plus ou moins abondante d'anticorps. Ces derniers arrêteraient l'action des toxines épileptogènes, et le système nerveux serait mis, pour un temps déterminé, à l'abri de nouvelles irritations avec leurs conséquences d'ordres convulsif, délirant, stuporeux ou démentiel.

Mais, cette interprétation n'est qu'une simple hypothèse fondée sur des analogies avec ce qu'on sait aujourd'hui sur les procédés d'immunisation dans les diverses maladies infectieuses. Pour le moment, je m'en tiens exclusivement aux faits biologiques rap-

portés à titre de communication préalable sur l'utilisation possible,
chez certains malades, du liquide céphalo-rachidien, provenant soit
d'eux-mêmes, soit d'autres sujets, soit d'animaux, cela sans cher-
cher à adopter telle ou telle théorie capable de justifier ce mode
de traitement.

TICS

**1. Un cas de maladie des tics convulsifs avec mouvements
par obsession.** *Société médico-psychologique*, 25 juin 1892, et *Ann.
méd. psych.*, 1893, VII, t. XV.

Le cas publié est intéressant, surtout à cause de la présence, à côté
des secousses ordinaires propres à la maladie des tics convulsifs,
de toute une série de mouvements résultant des idées obsédantes.

Les mouvements par obsession, qui sont représentés dans ce
cas par la tendance à se cogner et à cogner les objets environnants
(la « krouomanie » : de κρούω, je cogne) ou à tirailler certaines étoffes
légères, sont, eux aussi, une des manifestations d'un état de dégénérescence : ils ont, en effet, tous les caractères d'actes irrésistibles : l'anxiété précordiale ou épigastrique qui les précède, la
rougeur de la face, la lutte plus ou moins prolongée, la forme
impulsive de l'exécution et le sentiment final de satisfaction. La
participation d'un facteur psychique dans l'exécution de ces mouvements à forme convulsive est, de plus, démonstrative : tant que
le sujet résiste à les produire, tout son être psychique est en souf-
france ; survient ensuite la secousse et aussitôt après le système
nerveux tout entier rentre en état d'équilibre fonctionnel, bientôt
troublé par une nouvelle obsession.

Jusque-là, dans tous les mouvements convulsifs que l'on ren-
contrait chez les individus atteints de la maladie des tics convul-

sifs, dite encore « myriachit », on n'a pas trouvé un état psychique aussi coordonné que celui qu'on observe dans le cas rapporté.

Au point de vue pathogénique, cette observation vient corroborer l'opinion de ceux qui rattachent la maladie des tics convulsifs au groupe des affections déterminées par la dégénérescence mentale. L'hystérie n'a joué aucun rôle dans notre cas.

Enfin, ce cas suivi et traité longuement éclaire l'évolution et 'e pronostic de la maladie des tics : ayant atteint une fois un certain degré de développement, cette affection s'installe pour un temps indéfini en présentant des hauts et des bas, mais ne disparaissant probablement jamais. Ni les toniques, avec ou sans hydrothérapie, ni l'électricité statique, ni l'hypnotisme, ni la suggestion à l'état de veille n'ont eu la moindre action sur les manifestations morbides observées ; seul, le séjour dans un milieu calme, à l'abri de toute cause émotionnelle, a le pouvoir indiscutable de les atténuer jusqu'à un certain degré.

2. Iconographie de l'évolution d'un cas de maladie des tics.

Nouvelle Iconographie de la Salpêtrière, n° 3, mai-juin 1906 ; et *Société de neurologie de Paris*, 5 avril 1906.

L'intérêt de cette observation réside dans ce fait que le malade a pu fixer lui-même, devant l'objectif photographique, l'ordre chronologique dans lequel ont évolué chez lui, depuis dix ans, les tics dont il est atteint, ordre dont l'exactitude a pu être confirmée par les témoignages de l'entourage du sujet. Le cas est intéressant aussi au point de vue thérapeutique, car il démontre que la volonté propre du tiqueur ne suffit pas toujours pour faire disparaître ses mouvements et que, employée sans ordre, sans méthode, sans direction rationnelle, sans moyens adjuvants, tels que le repos, la rééducation réglée, etc..., cette volonté peut n'aboutir qu'à la transformation des tics, ou bien à leur extension.

Il s'agit d'un garçon de 23 ans, enfant naturel, né à Paris d'une mère névropathique.

Pendant la convalescence de la fièvre typhoïde ou immédiatement après, et sans cause apparente, se manifeste en 1894 un tic

consistant à ouvrir démesurément les yeux en fermant les lèvres et
en écartant les mâchoires. Cette grimace se produit d'abord rarement. Mais en se forçant lui-même à empêcher la production de ce
tic, L... contractait les muscles extenseurs du cou et en 1896 il a
deux tics : celui de la face et celui de l'extension du cou. Il en est
ainsi pendant trois ans. A l'âge de 17 ans, L... entre dans une école,
où il est obligé de fournir une somme considérable de travail et là
ses deux tics s'accentuent et deviennent de plus en plus fréquents.
Ses camarades s'en aperçoivent et lui donnent toute sorte de sur-
noms qui le vexent et le poussent à faire des efforts pour s'abstenir
de faire des grimaces. Or, en voulant empêcher la production de
ces dernières, il exécute entre 1899 et 1901 deux mouvements défen-
sifs qui deviennent à leur tour deux tics nouveaux : il se frotte la
région épigastrique avec le poignet de la main gauche en se donnant l'attitude d'un homme qui répéterait indéfiniment la phrase
de « mea culpa »...; ou bien avec le médius de sa main gauche
il fait un mouvement rapide de frottement sur le front ou sur le
menton.

En 1903, il fait son service militaire, et là, en répétant les exercices de toute sorte qu'on lui faisait exécuter au commandement,
il contracte un tic nouveau : de temps à autre, en dehors de tout
exercice, il soulève brusquement ses épaules, les raidit et les rejette en arrière en même temps qu'il rejette la tête un peu en
arrière, fléchit légèrement les membres supérieurs et prend dans
l'ensemble l'attitude forcée et raide d'un soldat prussien. Ce tic
dure deux ans.

Au retour du régiment, en 1904, il entre en qualité d'employé
dans une compagnie d'assurance ; là, tous les tics qui se sont pro-
duits chez lui depuis 1894 reprennent avec plus de force que
jamais et se compliquent dans l'espace de deux ans de trois tic
nouveaux : frottement de poignets l'un contre l'autre ; flexion et
entre-croisement des doigts de deux mains ; contorsion générale
du corps dans l'attitude rappelant celle d'un homme qui se pré-
pare à courir ; roulement du dos ; mouvement des hanches ; étirement des bras, des jambes, du cou ; frottement du nez ou des
yeux.....

Les tics dont L... est atteint lui font commettre parfois des maladresses : il laisse tomber des objets qu'il tient, ou bien il risque de se blesser ou de blesser quelqu'un, lorsqu'il a dans les mains des instruments tels que grattoir, plumes, etc... Parfois, les tics des doigts l'empêchent d'écrire. Très émotif devant ses chefs, il « bafouille » en leur parlant, parce qu'il articule trop vite et « avale » la moitié des mots. Cette émotivité va parfois jusqu'à le faire pleurer pour un rien. Plus il avance dans la vie, plus L... devient sensible, impressionnable, enclin à voir tout en noir... Or, à mesure que ces inquiétudes augmentent, ses tics se multiplient et s'aggravent. L... est constamment dans un état de surexcitation qui se manifeste actuellement par des tics dont les plus fréquents sont : soulèvement d'épaules, frottement des poignets, flexion et entre-croisement des doigts, contorsion générale du corps, torsion des épaules, étirement des membres, mouvements saccadés du bras avec épaule correspondante raidie, main crispée autour du poignet, frottement du poignet contre le bouton de manchette, etc... Tous ces mouvements sont absolument irrésistibles et créent à leur tour dans l'esprit de L... des craintes sur des maladies qui pourraient se déclarer chez lui si les tics continuent ; il redoute surtout, dit-il, la danse de Saint-Guy ou l'épilepsie.

On ne trouve chez L... aucun stigmate d'hystérie, d'épilepsie, de neurasthénie ou d'alcoolisme.

Le cas est bien celui d'une maladie des tics.

Il ne s'agit pas ici de spasmes, pour les raisons suivantes :

Tous les mouvements convulsifs exécutés par ce malade et représentés par lui-même dans les photographies présentées à la Société de Neurologie sont d'une systématisation fonctionnelle évidente ; les efforts de la volonté, l'attention, le repos, les distractions exercent une action sur les mouvements en les atténuant ou en les transformant ; ces mouvements sont le résultat d'un besoin irrésistible de se « détendre les nerfs » et sont suivis d'un sentiment de repos, de satisfaction ; ils disparaissent pendant le sommeil ; ils existent sans qu'on puisse trouver chez le malade de troubles de la sensibilité, des réflexes ou de la trophicité ; ils sont absolument indolores ; enfin, ils se manifestent chez un garçon qui présente en même temps deux autres signes indiquant un état de prédisposition aux troubles psychiques, notamment une émotivité anormale et une tendance à la nosophobie. Pas de tics respiratoire, ni phonatoire. Pas d'écholalie ni de coprolalie.

PSYCHOPATHIES PAR TROUBLES
DE LA SÉCRÉTION THYROÏDIENNE

1. **Myxœdème congénital** (en collaboration avec M. le professeur RAYMOND). *Soc. méd. des hôpitaux*, 27 mars 1903.

Il s'agit d'un myxœdémateux congénital âgé de 26 ans, présenté à la Société médicale des Hôpitaux, dont la taille n'est que de 83 centimètres et qui ne pèse que 19 kilogrammes et demi. On trouvait chez lui tous les signes caractéristiques : l'absence du corps thyroïde, la pachydermie poussée au plus haut degré, l'arrêt complet du développement des os longs, de la colonne vertébrale, du bassin, alors que le crâne semblait suffisamment développé par rapport à l'âge du sujet ; l'absence presque totale des noyaux épiphysaires expliquant toutes les incurvations du squelette, le pied-bot varus droit, le *genu valgum* gauche, la scoliose légère avec lordose ; la leucocytose sans déformation des globules rouges ou blancs ; une perturbation profonde dans l'élimination urinaire caractérisée par une diminution très marquée des matériaux azotés et minéraux ; quelques troubles oculo-pupillaires ; infantilisme psychique.

L'intérêt de ce cas se trouvait dans son étiologie complexe : éthylisme aigu paternel au moment de la procréation ; émotion pénible et forte de la mère vers le troisième mois de la grossesse ; retard de une heure et demie dans la section du cordon ombilical ; alimentation défectueuse du nourrisson pendant les premiers mois de sa vie. La consanguinité, la syphilis et la tuberculose ne semblent avoir joué aucun rôle dans l'origine de ce myxœdème.

2. Troubles mentaux congénitaux ou acquis dans les lésions du corps thyroïde.

Articles : MYXŒDÈME DE L'ADULTE OU CACHEXIE PACHYDERMIQUE, MYXŒDÈME DE L'ENFANT OU IDIOTIE MYXŒDÉMATEUSE, MYXŒDÈME

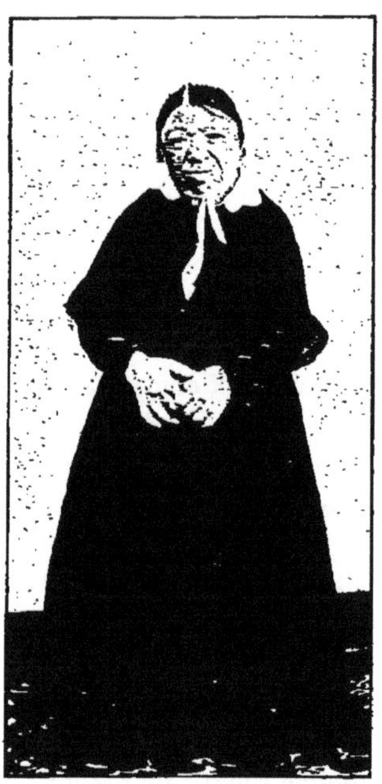

FIG. 36. — Myxœdème amélioré par le traitement thyroïdien, in *Traité de Pathologie mentale*. Paris, 1903.

OPÉRATOIRE OU CACHEXIE STRUMIPRIVE, in *Traité de pathologie mentale* publié sous la direction de M. GILBERT BALLET, livre VII, Paris, 1903.

3. La psychose myxœdémateuse, *in* édition française de l'*Atlas-Manuel de psychiatrie*, Paris, 1904.

CRÉTINISME

2. **Le crétinisme,** *in* édition française de l'*Atlas-Manuel de psychiatrie*, Paris, 1904.

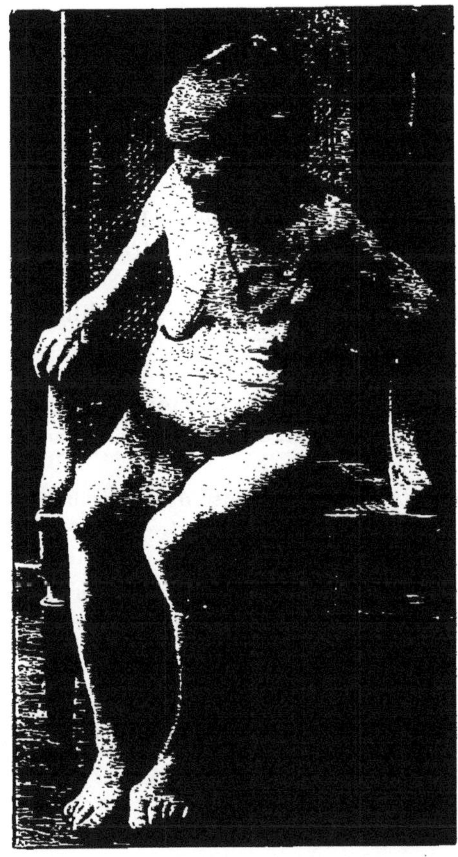

Fig. 37. — Crétinisme avec myxœdème. Amélioration générale et diminution du goitre sous l'influence du traitement thyroïdien, in *Traité de Pathologie mentale*. Paris. 1903

1. Articles : « CRÉTINISME », *Traité de pathologie mentale*, publié sous la direction de M. GILBERT BALLET, livre VIII, Paris, 1903.

PSYCHOPATHIES AGÉNÉSIQUES

1. Troubles mentaux dans les lésions cérébrales congénitales ou infantiles.

Articles : Idiotie avec fig. 38 à 45 : in *Traité de pathologie mentale*, publié sous la direction de M. Gilbert Ballet, livre VII, Paris, 1903.

2. La débilité mentale congénitale, *in* édition française de l'*Atlas-Manuel de psychiatrie*, Paris, 1904.

3. Les « wolfs-boys » de Paris, *in* édition française de l'*Atlas-Manuel de psychiatrie*, Paris, 1904.

4. L'anatomie pathologique de l'idiotie, *in* édition française de l'*Atlas-Manuel de psychiatrie*, Paris, 1904.

5. L'imbécillité, *in* édition française de l'*Atlas-Manuel de psychiatrie*, Paris, 1904.

6. Le pronostic de la débilité mentale, *in* édition française de l'*Atlas-Manuel de psychiatrie*, Paris, 1904.

7. Surdi-mutité avec débilité mentale, idées ambitieuses puériles, suggestibilité, échokinésie, catalepsie suggérée, gestes et actes coordonnés stéréotypés, néologismes mimiques. Communication avec présentation de malade à la *Société clinique de médecine mentale,* séance du 21 mars 1910.

Il s'agit d'un sourd-muet (fig. 46) atteint de débilité mentale qui depuis de longues années se livre à toute une série d'actes énigmatiques ayant certainement pour lui un sens déterminé et qu'il accomplit avec la régularité d'un rite religieux.

Ainsi, après chaque repas on le voit ramasser des morceaux de pain restés sur la table et courir ensuite du côté d'un mur de la

Divers aspects cliniques de l'idiotie et de l'imbécillité (fig. 38, 39, 40, 41, 42, 43, 44 et 45),
in *Traité de Pathologie mentale*, Paris, 1903.

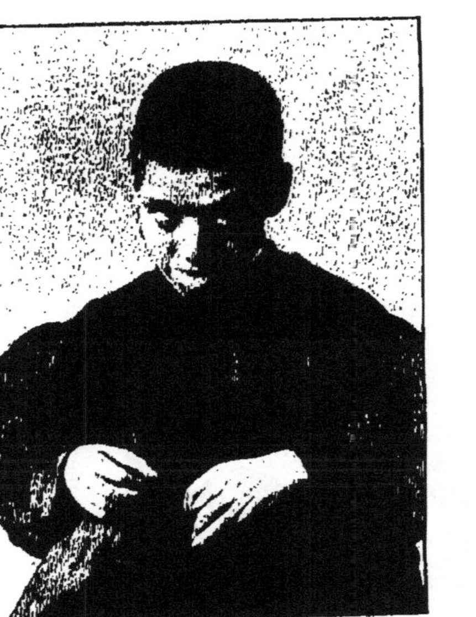

Fig. 38. — Faciès dans l'idiotie congénitale,
in *Traité de Pathologie mentale*, Paris, 1903.

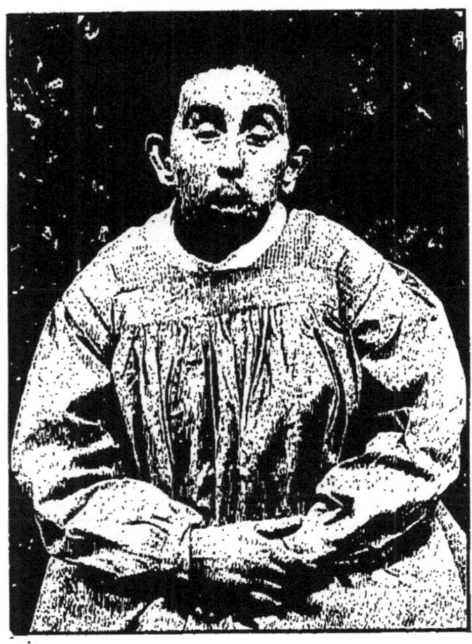

Fig. 39. — Faciès dans l'idiotie congénitale.

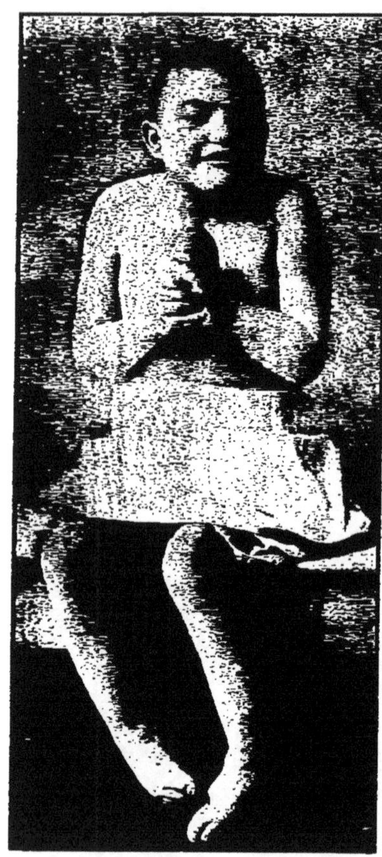

Fig. 40. — Idiotie avec pied-bot congénital.

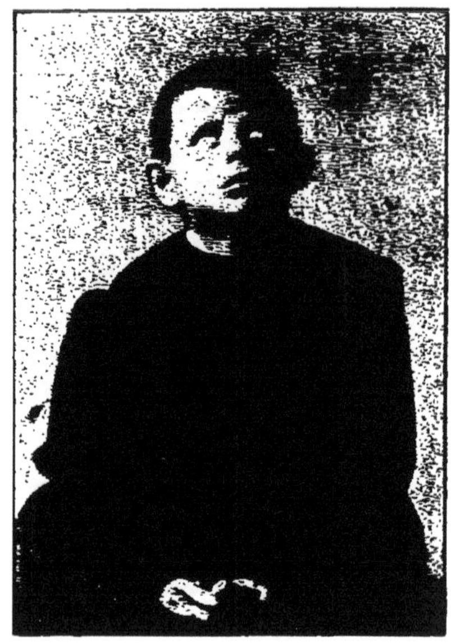

Fig. 41. — Idiotie avec strabisme supérieur.

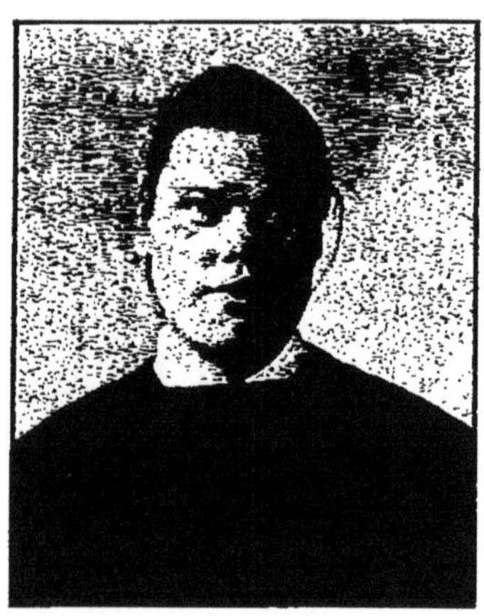

Fig. 42. — Idiotie avec strabisme divergent,
in *Traité de Pathologie mentale*, Paris. 1903.

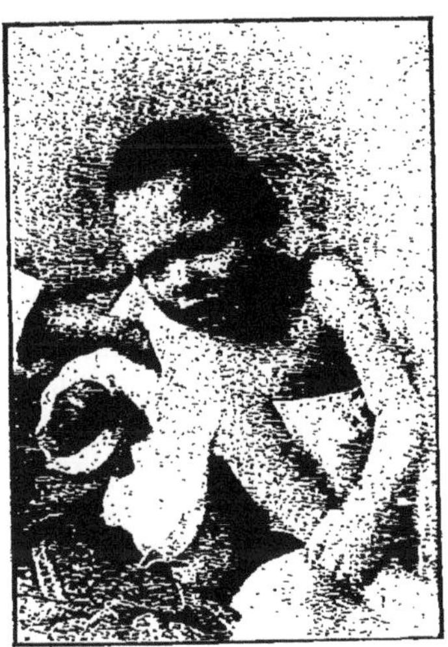

Fig. 43. — Idiotie avec déviation
de la colonne vertébrale.

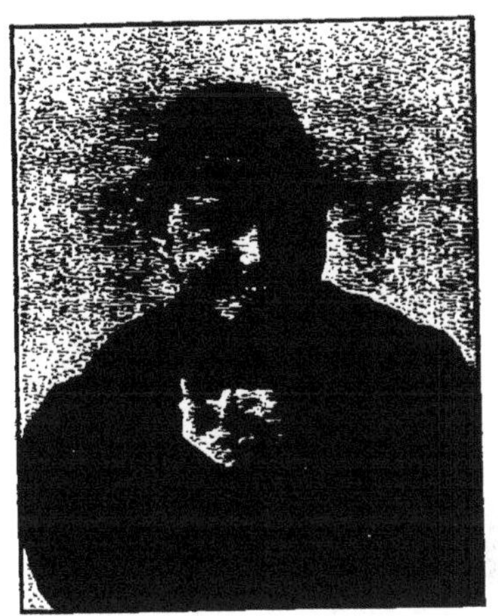

Fig. 44. — Idiotie avec acrocéphalie.

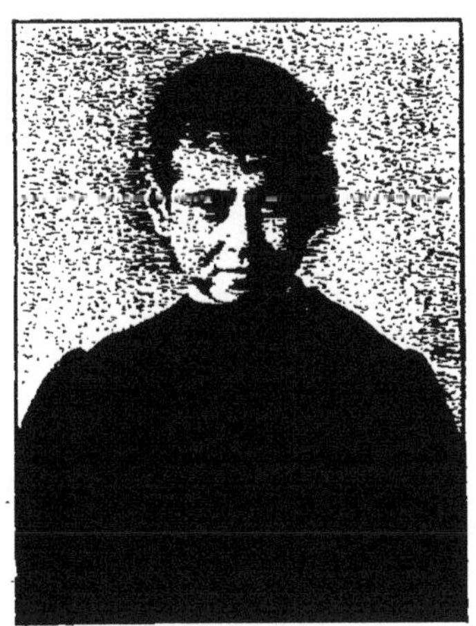

Fig. 45. — Imbécillité.

In *Traité de Pathologie mentale*. Paris. 1903.

cour du service. Une fois là, il se livre à des gesticulations exprimant, à la façon d'un Severin, l'attachement, le souvenir fidèle, le besoin de donner, etc... Puis, une fois le discours mimique terminé, B. jette les morceaux de pain par-dessus le mur, toujours dans la même direction... Bien des fois, les gardiens ont voulu empêcher B. d'accomplir les actes que je viens d'indiquer : il a toujours trouvé le moyen de parvenir à son but. Apparemment, ce sourd-muet obéit à un besoin impérieux, irrésistible, quand il offre le pain à un être ou à des êtres qui lui sont chers, auxquels il pense et vers lesquels se dirige son esprit rempli pour eux de sentiments de piété et de reconnaissance... C'est au moins l'impression qu'il produit, quand on le suit dans sa course quotidienne vers le mur, course devenue un acte stéréotypé, mais irrésistible en quelque sorte.

Ce même B. est d'une activité, d'un zèle et d'une régularité absolument irréprochables dans toutes les corvées dont il est chargé. Ponctuel comme un chronomètre, il est toujours levé et débarbouillé à l'heure. Son activité paraît en quelque sorte automatique : une fois entraîné dans un certain ordre de mouvements, il les répète avec la régularité d'un métronome remonté.

Il ramasse partout où il peut les objets qui brillent pour s'en parer et jette de temps à autre un regard admiratif sur les neuf cent soixante grammes de quincaillerie suspendue à ses vêtements... Il est très réservé dans l'accomplissement de ses besoins naturels. Cependant, quand il urine contre un mur, il s'amuse à décrire avec son jet d'urine, des cercles aussi étendus que possible : il se relève même sur la pointe des pieds pour arriver à en décrire un cercle énorme.

En fait de suggestibilité et de tendance passive à l'imitation qui sont également des traits fondamentaux de la psychologie de ce sourd-muet, nous notons chez lui de l'échokinésie, de la flexibilité céréeuse des membres, des phénomènes cataleptiques suggérés.

A part la surdi-mutité, on ne trouve chez B. aucun stigmate morphologique de dégénérescence. Tous les modes de la sensibilité cutanée ont été explorés, sans fournir l'indication d'une altération quelconque. Pas de troubles visuels. Les pupilles sont égales, contractiles à l'accommodation et à la lumière. Il existe une légère exagération des réflexes rotuliens. La tension du liquide céphalo-rachidien est très faible : il ne s'écoule que vingt gouttes à la mi-

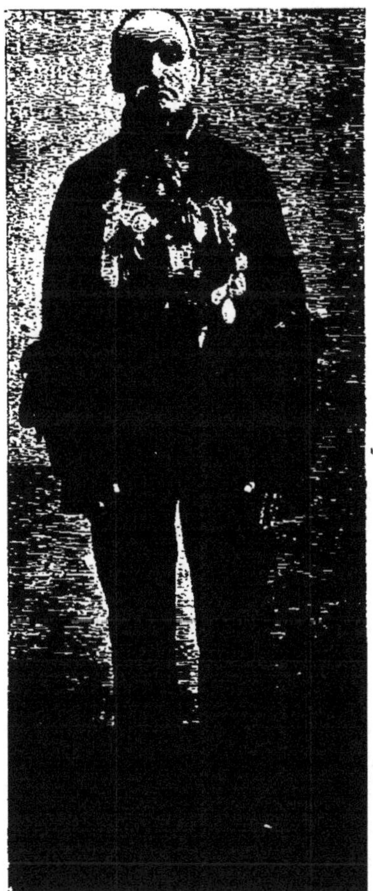

FIG. 46. — Sourd-muet décoromane.

nute. Le liquide présente une teneur normale en albumine ; il est indemne de toute leucocytose. La réaction de Wassermann a été trouvée négative.

En décembre 1909, pour me renseigner davantage, j'ai essayé d'interroger ce sourd-muet avec le concours d'un professeur de l'Institut départemental des sourds-muets.

Cette observation contribue à jeter un peu de lumière sur la psychologie et la pathologie mentale des sourds-muets, encore très obscures en psychiatrie, en raison de la difficulté que nous éprouvons d'entrer en communication avec ces infirmes.

La débilité mentale de notre sujet paraît constitutionnelle, d'après les résultats nuls de l'éducation à laquelle il a été soumis, d'après les constatations d'un interprète compétent des sourds-mu ets.

D'autre part, on voit se manifester chez notre sujet d'une façon intense les dispositions psychologiques ordinaires chez beaucoup de sourds-muets. Les observateurs de ces infirmes ont constaté que les sourds-muets ont naturellement un grand amour-propre. En général, ils attribuent un grand prix à l'opinion. Ils se montrent jaloux de mériter les louanges, d'être remarqués, distingués, admirés. — C'est ce trait de caractère qui se trouve en quelque sorte exagéré, parodié et ridiculisé chez notre sourd-muet atteint de débilité mentale avec passion pour les décorations, une sorte de « décoromanie » : il aime à se parer de tout ce qui est éclatant, voyant, clinquant (fig. 46).

Sa suggestibilité est une autre exagération d'un trait de caractère commun, d'après les mêmes observations, aux sourds-muets qui ont habituellement une crainte exagérée de la répression et un ardent espoir de la récompense ; ce sont ces deux sentiments qui constituent les mobiles ordinaires de leurs actes. Ils ont le culte profond pour la force physique et pour l'autorité. De là, chez notre sujet cette obéissance passive à tous les ordres. Cette obéissance est la cause de sa parfaite régularité et de son activité utile dans le service. Elle aurait permis son éducation au point de vue du langage, si l'on ne se trouvait chez lui en présence d'une débilité mentale constitutionnelle, tout à fait irréductible. La même suggestibilité explique la tendance à la répétition stéréotypée des gestes et des actes appris. La pauvreté du langage mimique classique peut tenir à l'isolement du sujet dans un milieu d'entendants-parlants, au fait qu'il n'a peut-être été jamais soumis à une éducation appropriée. Aussi, pour exprimer certaines pensées qui le préoccupent manifestement, quand il accomplit les actes stéréo+ typés décrits plus haut, il se livre à une mimique de son invention composée d'un certain nombre de gestes toujours les mêmes, gestes qui ne sont compris que de lui et qui constituent dans le langage mimique de véritables néologismes.

PSYCHIATRIE INFANTILE

1. Les enfants anormaux en France. Nombre, modalités cliniques et assistance. Travail ayant fait l'objet d'une conférence du cours libre de psychiatrie infantile professé en 1906 à la Faculté de Médecine de Paris. (*Bulletin médical*, 1906.)

En janvier 1906, à ma demande, et d'après les ordres de M. Mirman, directeur de l'Assistance publique au ministère de l'Intérieur, on a fait en France une enquête générale sur le nombre des mineurs anormaux hospitalisés dans les établissements d'aliénés publics ou privés, des quatre-vingt-six départements. Après avoir récapitulé pour la France entière les renseignements statistiques qui me sont parvenus, j'ai pu dresser le tableau suivant :

**Enfants anormaux recueillis dans les établissements publics
d'aliénés de toute la France.**

SITUATION AU 31 décembre 1905	Au-dessous de 6 ans		De 6 à 13 ans		De 14 à 21 ans		Totaux par anomalies		Ensemble par anomalies
	G.	F.	G.	F.	G.	F.	G.	F.	
Aliénés	0	0	12	11	224	154	236	165	401
Aveugles	3	2	11	13	12	18	26	33	59
Sourds-muets	4	2	75	132	84	154	163	288	451
Epileptiques	57	23	182	137	449	289	688	449	1137
Hystériques	0	0	2	4	12	67	14	71	85
Idiots, débiles, etc. . .	74	87	380	277	910	592	1364	956	2320
Totaux par âge . . .	138	114	662	574	1691	1274			

Ensemble par sexes . .	Garçons	2491
	Filles	1962
Total général		4453

Ce qui frappe d'abord dans ce tableau, c'est le nombre d'anormaux augmentant avec l'âge. Cela indique qu'on n'interne ces enfants et ces adolescents que le plus tard possible pour des raisons diverses, soit que les parents les gardent près d'eux le plus longtemps qu'ils peuvent, soit que l'Assistance publique ajourne leur placement faute de place.

Autre remarque suggérée par ce tableau : nombre prédominant des idiots. Comme ce sont eux qui sont les plus gênants, les plus encombrants dans une famille, c'est d'eux qu'on cherche à se débarrasser le plus possible.

En somme, ce tableau indique qu'on n'interne que *les sujets les plus gravement atteints, les incurables.*

Sur ce nombre total de 4.453, le département de la Seine comprend à lui seul 1.340 enfants anormaux recueillis dans les établissements *publics* d'aliénés. Le tableau suivant, élaboré par moi d'après le même plan que celui concernant toute la France, indique la répartition exacte par catégorie d'âge et d'après la nature des anomalies.

**Enfants anormaux recueillis dans les établissements publics
d'aliénés de la Seine.**

SITUATION AU 31 décembre 1905	Au-des-sous de 6 ans		De 6 à 13 ans		De 14 à 21 ans		Totaux par anomalies		Ensemble par anomalies
	G.	F.	G.	F.	G.	F.	G.	F.	
Aliénés	0	0	1	0	25	22	26	22	48
Aveugles.	2	1	7	6	4	3	13	10	23
Sourds-muets	1	1	2	2	5	3	8	6	14
Epileptiques.	53	20	71	50	121	90	245	160	405
Hystériques	0	0	1	0	4	12	5	12	17
Idiots, débiles, etc. . .	54	58	156	113	347	105	557	276	833
Totaux par âge. . .	110	80	238	171	506	235			

Ensemble par sexes. . . { Garçons. 854
Filles 486

Total général. 1340

Ce tableau prête aux mêmes remarques que le précédent :

Nombre augmentant avec l'âge;

Fréquence prédominante d'idiots;

Internement des sujets gravement atteints.

De sorte que l'impression qui se dégage de cette statistique
d'anormaux internés, c'est que, actuellement, l'objectif de leur
placement dans des établissements tels que Bicêtre, Salpêtrière,
Vaucluse, est de *s'en débarrasser*, alors que ces établissements, au
lieu d'être des dépotoirs d'idiots, des garderies d'enfants incurables, devraient être des *maisons de traitement* d'anormaux cura-
rables. Aussi, quel est le rendement économique, thérapeutique de
ce système pour ces enfants anormaux internés? Notre enquête
répond que 75 p. 100 sont absolument incurables.

D'autre part, le ministère de l'Instruction publique a fait, en 1905,
une enquête sur le nombre d'enfants anormaux non internés.
Parmi ces sujets, désignés sous le nom générique d'enfants anormaux, on trouve : des aveugles, sourds-muets, idiots, crétins, imbéciles, épileptiques, hystériques, choréiques, paralytiques, hémi-

plégiques, imbéciles moraux, sujets atteints des perversions des instincts, arriérés, débiles, instables, déséquilibrés, indisciplinés, ingouvernables, etc.

On conçoit qu'une pareille enquête est très difficile à établir d'une façon précise : pour beaucoup d'enfants anormaux les parents ne font aucune déclaration et les gardent près d'eux à l'insu de l'administration communale ou préfectorale ; parfois, des communes et même de grandes villes se refusent à fournir des renseignements qui seraient de nature à les exposer à des obligations d'assistance qu'elles ne tiennent nullement à contracter.

Aussi cette enquête n'a-t-elle donné qu'une simple indication, à savoir qu'il existe actuellement en France environ 31.791 enfants au-dessous de 13 ans présentant de graves anomalies intellectuelles et morales de toute sorte. Il faut ajouter ce chiffre aux 4.453 anormaux hospitalisés dans les établissements d'aliénés, ce qui donne un total de 36.000 sujets anormaux. Est-ce tout ? Certainement non, puisque dans ce nombre ne figurent pas les enfants anormaux de toutes les écoles publiques primaires et d'un grand nombre d'écoles privées de Paris, des écoles privées de Bordeaux, de tous les collèges et lycées de France, ceux de l'Assistance publique et des œuvres privées, des établissements et colonies pénitentiaires, ceux recueillis dans les couvents, dans les maisons d'hydrothérapie, chez des particuliers et ceux enfin qui restent chez leurs parents.

En disant donc que nous avons, à l'heure qu'il est, au moins 40.000 enfants mentalement anormaux au-dessous de vingt et un ans, je n'avance rien d'exagéré. Leur classement en *idiots profonds, imbéciles* et *débiles intellectuels ou moraux* est pratique.

La classification rationnelle des *débiles intellectuels* est difficile. C'est que, à mesure qu'on s'éloigne du type d'idiot complet et d'imbécile, les déviations fonctionnelles de la vie psychique se multiplient et se diversifient à l'infini. Ainsi, cliniquement, on assiste rarement à l'évolution d'une débilité intellectuelle *pure*, sans mélange avec d'autres manifestations morbides du sens moral, de la volonté, etc... C'est, d'ailleurs, dans ce vaste groupe de débiles que se retrouvent les représentants de tous les degrés du déséquilibre intellectuel ou de la dégénérescence mentale ; c'est parmi eux que se recrutent les enfants mélancoliques, maniaques, déments précoces, fous moraux, psychasthéniques, hystériques, épileptiques, etc...

L'expérience de l'Allemagne, qui utilise depuis plus de vingt ans des écoles spéciales pour enfants anormaux, est là pour autoriser à attendre les meilleurs résultats d'une assistance éducative bien appropriée aux anomalies mentales.

En se plaçant exclusivement sur le terrain économique, la société a grand avantage à élever au mieux de leurs *véritables* intérêts, *tous* les enfants anormaux, depuis l'idiot le plus profond jusqu'au dégénéré supérieur. Le principal est de ne pas gaspiller ces bienfaits de l'éducation et de les graduer en rapport avec le rendement possible. C'est ainsi que l'idiot profond, incurable, n'a besoin que d'être gardé proprement dans un local propre, tandis que, pour le dégénéré supérieur, il faudra s'ingénier à trouver les méthodes médico-pédagogiques les plus perfectionnées, sans lésiner sur la dépense.

Les efforts faits surtout au profit des imbéciles et des idiots n'ont guère donné les résultats qu'on aurait pu obtenir s'ils avaient été employés pour des enfants moins gravement atteints. Ainsi, d'après notre enquête, en vingt-quatre ans, de 1882 à 1906, ne sont sortis de l'école de Bicêtre que 42 enfants, après y avoir appris un métier leur permettant de gagner leur vie au dehors. La division des filles annexée à Bicêtre (Fondation Vallée) donne des résultats analogues. A la Salpêtrière, les succès obtenus à l'école d'épileptiques et d'idiotes, sont peu brillants. La raison est partout la même : les efforts médico-pédagogiques se concentrent sur une population dont les trois quarts sont, de l'avis de tous, irrémédiablement incurables.

La conclusion de ce travail est celle-ci :

Les 40.000 enfants anormaux se divisent en deux grands groupes au point de vue du rendement économique et social : 1° les *perfectibles* et 2° les *non perfectibles*. Pour ces derniers, de simples garderies propres, à la campagne, sous la surveillance de gardiens, suffisent largement ; là point n'est besoin d'avoir des écoles, des instituteurs, etc... Rien que par cette mesure, la dépense serait déjà sensiblement diminuée.

Pour les *perfectibles et les utilisables*, deux catégories sont à établir : l'une comprenant des perfectibles qu'il faut dresser dans des *internats* appropriés munis d'un personnel médico-pédagogique bien préparé et bien armé pour sa tâche ; l'autre composée d'enfants dont les anomalies intellectuelles peuvent être redressées par des leçons données dans une *annexe spéciale de l'école* de leur commune ou quartier, annexes soumises à une direction médico-pédagogique. Cette division pratique correspond, d'ailleurs, exactement aux diverses modalités cliniques d'enfants anormaux.

2. Étude médico-psychologique sur les enfants martyrs recueillis à l'Asile du Sauvetage de l'enfance. Édité par l'Imprimerie administrative. Melun, 1902.

Au cours de l'année 1901, j'ai pu étudier à l'Asile du Sauvetage de l'Enfance, 73 enfants maltraités physiquement et moralement abandonnés.

Cette étude peut être ainsi résumée :

1. Tous les enfants dits « martyrs » ont été arrachés d'un milieu où le plus souvent les misères matérielles et morales étaient étroitement unies.

2. Nous avons pu recueillir des renseignements précis sur l'*hérédité* de ces enfants : pour 28 il s'agit d'une hérédité nettement *alcoolique* : dans 14 cas, le père seul était alcoolique ; dans 3 cas, la mère seule ; dans 9 cas, le père et la mère s'adonnaient tous deux à l'ivrognerie la plus crapuleuse. Dans 3 cas, l'alcoolisme du père a nécessité son internement dans un asile d'aliénés.

Après l'alcoolisme vient la *tuberculose*, que nous retrouvons d'une façon certaine dans 5 familles : 4 fois tuberculose du père, une fois celle de la mère, proportion en rapport avec le nombre de parents alcooliques : la tuberculose est plus fréquente là où l'alcoolisme sévit davantage.

La *folie* non alcoolique est notée dans deux cas ; tous les deux concernent la mère.

La *syphilis* est trouvée dans une famille, celle des deux enfants J... et cela chez la mère se livrant depuis longtemps à la prostitution.

Dans un cas, celui du petit B... déjà cité, il s'agit d'une mère atteinte d'*épilepsie* avec débilité mentale.

L'atmosphère morale de ce milieu d'origine est, d'une façon générale, fort défectueuse, et cela dans tous les cas sans exception ; elle est signalée comme étant plus particulièrement dangereuse dans 16 cas où il s'agit tantôt de mères qui se livrent ouvertement, en présence de leurs enfants, à la prostitution. ou bien qui poussent leurs filles à la mauvaise conduite, tantôt des pères et mères commettant toutes sortes de délits (vols, mendicité, vagabondage) et qui entraînent leurs enfants dans la même voie.

3. Un fait qui frappe, c'est que, sur les 73 enfants observés, 11 seulement peuvent être considérés comme bien portants, comme ayant une constitution physique et un état intellectuel à peu près normaux. Les autres sont des malades chez lesquels on retrouve, à un examen un peu attentif, des tares de toutes sortes. des troubles tantôt fonctionnels, tantôt organiques. diversement combinés.

Vingt-huit se font remarquer par leur grande misère physiologique, due à la scrofule, au lymphatisme, à l'anémie.

Les maladies du système nerveux, associées ou non aux manifestations scrofuleuses et lymphatiques, s'observent dans 21 cas. Là. nous avons noté 2 cas de *paralysie infantile* avec *atrophie congénitale* d'un membre ; 1 cas de *tremblement essentiel d'origine hérédoalcoolique* ; 1, de *blésité* très accusée : 6, d'*hystérie* dont 3, à *forme convulsive* ; 7 cas d'*incontinence nocturne d'urine* : 1 cas de *tics* ; 2, d'*onanisme, grave* ; 4 cas de *débilité mentale voisine de l'imbécillité*, s'accompagnant de *malformations craniennes* ; 3 cas de *perversions instinctives* avec caractère particulièrement difficile ; 1 cas d'*exhibitionnisme*.

4. Trois enfants ont été signalés comme ayant des tendances délictueuses qui ont nécessité l'intervention de la justice. L'un a volé des lapins et des poules ; le second a pris 50 francs dans la caisse d'un épicier ; le troisième s'est livré à la violation des tombes

5. Le changement radical de milieu détermine chez ces enfants des modifications physiques et psychiques très favorables avec une rapidité très grande. Un aperçu de l'amélioration physique est donné par ce tableau :

ROUBINOVITCH.

NOMS	SEXE	AGE	DURÉE DU SÉJOUR à l'Asile	POIDS à l'entrée	POIDS à la sortie	AUGMENTATION
N......e.....	f.	14 ans	3 mois et 12 jours	40 k. 1/2	46 k. 1,2	6 kilogs
H......s.....	m.	10 —	15 jours	26 kilogs	28 kilogs	2 kilogs
B......u.....	m.	4 —	1 mois	15 kilogs	15 k. 3/4	0 k. 3/4
B......t.....	f.	14 —	1 mois et 20 jours	43 kilogs	43 k. 1,2	0 k. 1/2
M......e....	f.	12 —	1 mois	34 k. 1/4	35 k. 3/4	1 k. 1/2
B. H.......	m.	11 —	7 jours	31 kilogs	32 kilogs	1 kilog
B. R.......	m.	8 —	15 jours	24 k. 1/4	26 kilogs	1 k. 3/4
P. M.......	f.	11 —	1 mois	33 k. 1/4	35 kilogs	1 k. 3/4
P. J........	m.	9 1/2	id.	24 k. 1/2	25 k. 1,4	0 k. 3/4
P. F.......	m.	7 ans	id.	23 k. 1,4	24 k. 1/4	1 kilog
C. H.......	f.	6 —	id.	15 k. 1,2	19 k. 1/4	3 k. 3/4
C. L.......	f.	11 —	id.	18 kilogs	19 k. 1/2	1 k. 1,2
C. A.......	f.	11 —	id.	21 k. 1/2	23 k. 1/2	1 k. 3/4
S. R.......	m.	9 —	id.	21 kilogs	22 k. 3/4	1 k. 3/4
C. A.......	f.	8 —	8 jours	25 k. 1/2	26 k. 1/4	0 k. 3/4
M......d....	m.	9 1/2	1 mois et 7 jours	21 k. 3/4	22 k. 1,4	0 k. 1/2
C......r.....	f.	9 1/2	2 mois et 15 jours	25 k. 1/4	26 k. 3/4	1 k. 1/2
G......n....	f.	8 ans	15 jours	22 k. 1/2	22 k. 3/4	0 k. 1/4
Ch......t....	f.	4 —	1 mois	11 kilogs	12 k. 1/2	1 k. 1/2
R. G.......	m.	8 —	7 jours	19 k. 1/2	19 k. 3/4	0 k. 1/4
R. R.......	m.	5 —	15 jours	14 k. 1/2	16 k. 3/4	1 k. 3/4
B. H.......	f.	8 —	id.	22 k. 1/4	23 kilogs	0 k. 3/4
B......e.....	m.	3 —	10 jours	11 k. 3/4	12 k. 1/4	0 k. 1/2
M......r.....	m.	11 —	18 jours	27 k. 1/2	28 kilogs	0 k. 1/2
H. E.......	m.	9 —	1 mois	21 kilogs	22 k. 1/2	1 k. 1/2
H. A.......	m.	6 —	id.	16 k. 1/2	17 kilogs	0 k. 1/2

Des améliorations très sérieuses ont été obtenues dans 6 cas de *névropathies*, dont 3 d'*hystérie convulsive*, et dans 7 cas d'*incontinence nocturne d'urine*. Cette dernière affection, qui est particulièrement fréquente parmi les enfants martyrs, se traite heureusement par le régime, la surveillance et l'hydrothérapie.

L'état moral et intellectuel des enfants change aussi sous les yeux de l'observateur, et cela de la façon la plus heureuse. La plupart arrivent dans un état d'abrutissement complet ; ils ont un air de sauvagerie et de stupidité qui, à première vue, les fait prendre pour des imbéciles ou des idiots. Au bout de huit, dix jours, ils changent complètement ; en même temps que leur corps reprend des forces, leur esprit s'ouvre ; on est alors tout surpris de la vivacité de leur regard, de leurs propos d'enfants, parfois intéressants, de leur sourire intelligent. Le petit martyr B..., brûlé au ventre et frappé à la tête, est le meilleur exemple de cette sorte de résurrection mentale. A son arrivée, on n'a pu s'empêcher de considérer cet enfant qui gâtait, qui ne disait mot, comme profondément débile. Quelques jours après, son masque a complètement changé : il riait, il jouait avec les autres enfants, prononçait quelques mots et ne se salissait plus.

6. De ces divers faits d'ordre médical et psychologique, j'ai tiré un certain nombre d'indications pratiques soit pour l'organisation intérieure d'un Asile temporaire pour enfants martyrs, soit pour les soins dont ces enfants ont besoin dans les divers centres où ils se trouvent ensuite placés.

L'Asile temporaire doit être muni d'un bon service d'hydrothérapie et d'un pavillon d'isolement pour le traitement des maladies intercurrentes.

Le nombre considérable d'hérédo-alcooliques nécessite pour ces enfants un régime alimentaire basé sur l'abstention absolue des boissons contenant de l'alcool, aussi bien à l'Asile que dans les divers centres de placement familial à la campagne. L'application systématique et prolongée des principes pratiques élaborés par cette étude médico-psychologique peut largement contribuer à la réadaptation sociale des êtres voués par les conditions de leur origine à la dégradation progressive, physique et psychique.

3. Les arriérés scolaires. Contribution clinique.
Th. M. Le Roy des Barres. Paris, 1909.

Les *soixante-cinq observations* figurant dans ce travail proviennent de ma pratique hospitalière soit de Bicêtre, soit de l'Asile de Sauvetage de l'enfance. Notre méthode d'examen des arriérés scolaires est essentiellement *psycho-biologique*. Partant de l'opinion de l'instituteur ou des parents, nous avons contrôlé leurs dires et appliqué les ressources cliniques habituelles à la constatation du déficit psychique. Voici notre plan d'examen :

Désignation par l'enfant d'objets courants, d'images, de couleurs.

Interrogatoire sur ses connaissances de l'école, calcul mental ; opérations simples ; classement des poids d'après leur valeur arithmétique. Exercices élémentaires de dessin, de lecture.

Questions simples. — Comparaisons. — Évocations de souvenirs. — Détermination des dates. — Les renseignements de l'instituteur sur le degré d'instruction de l'enfant.

Tout cela suffit à établir des signes de présomption, non pas de certitude. Ceux-là nous sont fournis par l'interrogatoire de l'enfant et de son entourage, interrogatoire portant sur le caractère (colère, tristesse, violence...), sur les sentiments affectifs, l'impressionnabilité, les instincts (vol, gourmandise, mythomanie, onanisme, mutilations, brutalité, vanité).

Nous notons ses tares objectives, tics, troubles de la vue, de l'ouïe, de la parole, de la démarche ; nous notons les déformations osseuses, les cicatrices, les adénopathies, le volume du corps thyroïde, l'état de réflexes.

Nous nous enquérons de l'état de ses fonctions digestives, rénales, respiratoires, circulatoires, sensitives et motrices.

En un mot, l'examen est le plus complet possible, aucun détail ne devant être négligé, l'enfant ne devant pas être vu une fois mais plusieurs fois, les parents interrogés longuement en leur demandant de préciser, de répéter à nouveau ce qu'ils ont dit.

Les conditions dans lesquelles se sont effectués la grossesse, l'accouchement, le mode de l'alimentation de l'enfant, l'époque de ses premières dents, de ses premiers pas, l'âge auquel il a parlé, son hérédité pathologique (toxi-infections, chutes, convulsions), son hérédité familiale (père et mère, grands-parents, frères et sœurs) sont autant de points que nous avons cherchés à éclaircir.

Mes observations permettent de connaître les *types cliniques* de l' « arriéré scolaire » d'après les éléments *prédominants* du déficit psychique.

4. Sur les catégories des pupilles difficiles de l'Assistance publique, le programme de leur instruction et éducation médico-pédagogiques, la réalisation pratique de ce programme. Rapport adopté par la Commission du Ministère de l'Intérieur chargée d'établir le programme d'éducation et d'enseignement médico-pédagogique des pupilles difficiles de l'Assistance publique (en collaboration avec MM. Paul Boncour et Philippe) au Ministère de l'Intérieur. Paris, 1908.

Ce rapport établit : 1° ce qu'il faut entendre par « pupilles difficiles »; 2° leurs catégories psychiques et médico-pédagogiques; 3° ce que doit être le traitement de ces enfants; 4° les méthodes et procédés médico-pédagogiques spéciaux; 5° l'éducation physique et physiologique de ces sujets; 6° l'emploi du temps; 7° la répartition des enfants au point de vue de leur instruction et de leur éducation morale; 8° leur psychothérapie; 9° l'organisation médicale et pédagogique d'un établissement approprié; 10ᵉ la constitution d'un dossier médico-pédagogique permettant d'enregistrer la marche et l'évolution somatique et psychique de l'enfant sous l'influence de la direction médico-pédagogique.

5. Catégories médicales des enfants infirmes et incurables et les bases scientifiques d'une enquête concernant l'assistance actuelle de ces enfants en France. Rapport préliminaire à la première et à la troisième sections du Conseil supérieur de l'Assistance publique, in *Revue philanthropique*, 1910, n° 153.

Les diverses infirmités infantiles incurables envisagées au point de vue de leur origine ou de leur étiologie se prêtent à un groupement ayant pour base le *trouble fonctionnel* dominant qu'elles déterminent.

C'est ainsi qu'on peut les classer dans leur ensemble sous quatre chefs principaux :

1° Infirmités incurables à prédominance fonctionnelle d'ordre *psychique ;*

2° Infirmités à prédominance fonctionnelle d'ordre *sensoriel ;*

3° Infirmités à prédominance fonctionnelle d'ordre *moteur ;*

4° Plusieurs infirmités d'ordres divers réunies chez le même sujet et déterminant des troubles fonctionnels *complexes.*

1. — Dans le groupe d'*infirmités psychiques* rentrent toutes celles dans lesquelles il y a diminution ou abolition d'une ou de plusieurs fonctions mentales. C'est ainsi que l'idiotie, l'imbécillité, les scléroses cérébrales, l'hydrocéphalie, la microcéphalie, le myxœdème, certaines névroses et psychoses de l'enfance appartiennent sans conteste à la catégorie d'infirmités incurables à détermination psychique.

2. — Dans le *second groupe*, nous plaçons les infirmités incurables dues avant tout à l'insuffisance ou l'abolition d'un *sens* comme la vue ou l'ouïe ; la cécité, la surdité, la surdi-mutité constituent ainsi la catégorie d'infirmités d'ordre sensoriel.

3. — Le groupe le plus important par le nombre et la variété d'infirmités infantiles incurables qu'il comprend est celui d'ordre *moteur.* Il embrasse, en effet, toutes les infirmités qui, pour une raison ou pour une autre, déterminent une diminution ou une suppression partielle ou générale de la force motrice de l'individu.

Font partie de ce groupe :

a) Le rhumatisme chronique noueux, les arthrites combinées, à cause de l'impotence d'un ou de plusieurs membres.

b) Les infirmités dues à des maladies générales de la nutrition, comme certaines formes de l'obésité infantile, de rachitisme, comme l'achondroplasie, caractérisée par un trouble d'ossification d'origine cartilagineuse.

L'impotence générale créée par ces maladies constitue dans certains cas une véritable infirmité incurable à détermination motrice.

c) Les infirmités déterminées par les maladies chroniques et incurables d'un viscère comme le cœur, par exemple.

d) Les infirmités dues aux maladies chroniques et incurables du système musculaire, telles que la maladie de Thomsen, la myosite ossifiante progressive.

e) Les nombreuses infirmités motrices produites par les maladies du système nerveux, comme le tabes, la maladie de Friedreich, la sclérose en plaques, la syringomyélie, l'amyotrophie chronique progressive, les diverses paralysies infantiles (hémiplégies, monoplégies, paraplégies), les troubles du langage : l'aphasie, la mutité, le bégaiement.

f) Les infirmités incurables dues à des traumatismes, à des mutilations d'origine congénitale ou acquise.

4. — Le groupe des infirmités précédentes *associées* déterminant des troubles fonctionnels *complexes*.

Cette division des infirmités en *psychiques*, *sensorielles*, *motrices* et *mixtes* doit servir, à notre avis, de base à l'organisation d'une assistance éducative appropriée à chaque catégorie.

Elle permettra aussi de mieux comprendre les cas complexes.

On conçoit d'ailleurs facilement qu'il importe avant tout d'établir scientifiquement le *diagnostic* exact et complet de l'infirmité dans chaque cas particulier, ainsi que le *pronostic* concernant son incurabilité. Pour y arriver, il serait utile de créer une sorte d'*Hospice dépositaire central d'observation* qui serait national, départemental ou inter-départemental, et dans lequel tout enfant au-dessous de seize ans, signalé comme infirme incurable de n'importe quelle catégorie : psychique, sensorielle, motrice ou mixte, serait étudié aux divers points de vue qui intéressent son assistance.

Cet hospice dépositaire permettra d'opérer le premier triage qui consistera à séparer les enfants *encore curables* et susceptibles d'être traités conformément à la loi de 1893 sur l'assistance médicale obligatoire, des autres, des véritables infirmes *incurables*.

Dans ce même hospice, on devra déterminer la catégorie à laquelle doit être rattaché, au point de vue de l'assistance, chaque individu reconnu infirme incurable : aux psychiques, aux sensoriels, ou aux moteurs. Cette détermination sera souvent laborieuse pour les enfants atteints en même temps de plusieurs infirmités incurables.

On y recherchera aussi le degré de perfectibilité et d'utilisation dont chaque infirme est susceptible, la nature des occupations dont il est capable ; on fixera, en un mot, la mesure de son *adaptabilité sociale au travail* qui peut être *totale, partielle* ou *nulle*.

L'hospice d'observation qui nous paraît nécessaire pour mener à bien l'assistance des enfants reconnus infirmes incurables, sera ainsi, à la fois, un instrument de *triage*, de *contrôle* et de *distribution* dans des établissements appropriés à chaque cas particulier.

L'assistance aux infirmes incurables doit être médicale, éducative et hospitalière.

L'Assistance médicale comprend : la détermination des interventions chirurgicales et orthopédiques, et de la nature des soins à donner; les prescriptions hygiéniques; le choix d'un métier.

L'Assistance éducative doit s'exercer de pair avec les soins médicaux. Elle comprend : 1° la formation morale; 2° la formation intellectuelle (primaire élémentaire); 3° le perfectionnement physique (gymnastique, jeux); l'apprentissage d'un métier.

L'Assistance hospitalière s'adresse aux trop atteints et comprend : 1° la subsistance matérielle et 2° les soins appropriés.

Il faut prévoir, en outre :

Des asiles avec ateliers pour ceux des infirmes qui ne pourront lutter pour la vie avec leurs seules forces.

6. L'essai de psychiatrie pédagogique des enfants « difficiles ».
Rapport au *XVIe Congrès international de médecine de Budapest*, septembre 1909.

Le but dominant de ce rapport est de condenser les notions qui se rattachent : 1° à la *symptomatologie clinique et pédagogique* des enfants dits « difficiles »; 2° à leur *nosologie psychiatrique* et somatique; 3° à l'*étude étiologique* de leurs anomalies; 4° au *diagnostic* et au *pronostic* de diverses variétés morbides observées chez les sujets de cet ordre ; 5° au traitement *prophylactique et curatif* — hygiénique, médical, psychique et pédagogique — applicable à ces enfants. J'établis, à titre d'essai, cinq *types clinico-pédagogiques* d'enfants « difficiles » : 1° *hyposthéniques mentaux non arrié-*

rés; 2° hyposthéniques mentaux arriérés; 3° hypersthéniques mentaux avec intelligence normale; 4° hypersthéniques mentaux avec intelligence lacunaire; 5° de plus, je constate que les signes de dépression ou d'excitation intellectuelle peuvent s'observer *alternativement chez les mêmes sujets* et constitue ainsi un type mixte, cyclothymique. Pour chacun des types, je donne une description fondée sur l'analyse d'un nombre important d'observations provenant soit de la polyclinique externe de l'hospice de Bicêtre, soit du matériel d'observation de l'Asile du sauvetage de l'enfance, soit de diverses écoles primaires ou supérieures de la Ville de Paris. J'insiste sur les relations existant entre les accidents psychiques observés chez les enfants « difficiles » et les *névropathies* ou les *psychopathies infantiles* diverses (neurasthénie, épilepsie, hystérie, débilités mentales, démence précoce, méningo-encéphalite). Dans le chapitre étiologique, j'examine les diverses *causes prédisposantes et occasionnelles*, âge, sexe, hérédité, genre d'éducation, constitution, infirmité, habitudes hygiéniques et morales, mode d'instruction, etc., qui influent sur l'altération du psychisme infantile. Le diagnostic porte sur l'étude du *degré*, de la forme *psychopathique* ou *névropathique*, de la nature de cette altération, du *substratum somatique* de la défectuosité mentale. Les dernières pages du rapport sont consacrées aux divers problèmes que soulève la *thérapeutique des « enfants difficiles »* : organisation d'établissements spéciaux, méthodes médico-pédagogiques, traitement moral, traitement somatique.

A la suite de ce rapport et sur ma proposition, la section de psychiatrie a adopté à l'unanimité le vœu suivant : la section de psychiatrie du Congrès de Budapest émet le vœu que, dans tous les pays civilisés, les enfants « difficiles » soient, comme en Hongrie, obligatoirement soumis à un examen médical, psychiatrique et pédagogique, et traités, au besoin, d'une façon aussi précoce que possible, dans les établissements médico-pédagogiques appropriés, dépourvus de tout caractère pénitentiaire.

III. — **MALFORMATIONS CONGÉNITALES**

TÉRATOLOGIE

1. Anomalie musculaire chez l'homme : Muscle présternal.
Bulletins de la Société anatomique de Paris, 1888, 5ᵉ série, t. II, p. 222.

Observation d'un homme âgé de 47 ans, entré en février 1888 à la Pitié, dans le service de M. le docteur Lancereaux, pour une méningite tuberculeuse.

A l'examen, on constate à chaque inspiration la formation sur la face antérieure du thorax, près du bord droit du sternum, d'une saillie longitudinale qui disparaissait avec le commencement de l'expiration. Quatre jours après, le malade succombe, et, à l'autopsie, on trouve, au-dessous de l'aponévrose thoracique superficielle, en avant du sternum et en avant du grand pectoral droit, un muscle *unique* situé à droite de la ligne médiane et reposant dans toute sa longueur sur les insertions sternales du grand pectoral. Long de 17 centimètres, fusiforme, à direction oblique de haut en bas et de dedans en dehors, ce muscle se confond en haut, par son tendon grêle, avec les insertions du grand pectoral au sternum et en bas il offre une triple insertion : par un faisceau externe sur le cinquième cartilage costal, par un faisceau moyen sur le septième cartilage costal et par un faisceau interne au sixième cartilage costal.

Son innervation se faisait par une des branches thoraciques antérieures, les mêmes qui innervent le grand pectoral. Il s'agissait donc d'un muscle inspirateur supplémentaire, d'une forme et d'une disposition fort rares.

2. **Phocomélie pelvienne unique avec absence du péroné et pied tridactyle.** (Présentation du sujet et des épreuves radiographiques). Communication à la *Société de biologie*, séance du 23 juillet 1898. *Bull. méd.*, 1898, no 60.

J'ai observé, à l'Asile du sauvetage de l'enfance, une malformation assez rare du membre inférieur que j'ai pu étudier à l'aide des rayons X. Il s'agit d'un petit garçon âgé de 13 ans, né à Paris. Le père, âgé de 43 ans, est un absinthique invétéré. La mère est morte à l'âge de 40 ans, au cours d'une hémiplégie gauche, alors que notre infirme avait 11 ans.

A la naissance de l'enfant on a constaté l'existence d'une circulaire du cordon ombilical sur la partie inférieure de la jambe gauche. La sage-femme, en donnant un coup de ciseau pour enlever la circulaire, a entamé la peau de la jambe à l'endroit où l'on trouve aujourd'hui une cicatrice longitudinale longue de 1 centimètre et demi.

L'enfant a souffert de la misère pendant toute son enfance, et il a eu le scorbut à 6 ans. A part la difformité du membre gauche, cet enfant offre, au point de vue psychique, des tendances à la dépression et au suicide ; c'est, en outre, un débile intellectuel.

Le membre inférieur gauche est plus court que le droit de 168 millimètres. Le fémur existe, mais, ainsi que le montre une épreuve radiographique, il présente une épaisseur considérablement moins grande que le fémur droit. De plus, il est plus court de 1 centimètre. L'articulation coxo-fémorale paraît normale, sauf pour le mouvement de rotation du fémur sur la cuisse qui est extrêmement limité.

La radiographie de la jambe démontre l'absence du péroné, un tibia très court, mince, légèrement courbe dans sa partie inférieure ; ceci peut s'expliquer aisément par une courbure de compensation survenue dans un tibia forcé de suppléer à l'absence du péroné et de supporter, malgré sa minceur, le poids du corps. La mobilité du genou est normale.

Au tarse manquent le cuboïde et le dernier cunéiforme.

Le pied est un pied-bot valgus. Il ne contient que trois métatarsiens bien conformés, mais plus courts et moins épais que ceux du côté opposé.

Il n'y a que trois orteils, dont les phalanges, phalangines et phalangettes paraissent normales.

La cause de cet arrêt de développement semble ici nettement liée à la compression de la partie inférieure du membre gauche par la circulaire ombilicale ; c'est une déformation par mutilation intra-utérine. Cette déformation paraît s'être conformée à l'ordre suivant : l'absence des deux derniers orteils a entraîné celle des métatarsiens correspondants, de deux osselets du tarse et du péroné. Ce fait offre, d'ailleurs, une analogie complète avec des cas existant dans la science, où l'absence du pouce a entraîné l'avortement du radius.

3. **Pseudo-hermaphrodisme masculin (Androgyne de Saint-Denis)** (avec M. de BECRMANN). Communication à la *Société médicale des hôpitaux*, séance du 26 janvier 1906. *Bulletin médical*, 1906, n° 8, pp. 77-81.

Il s'agit d'un sujet (fig. 47 et 48) offrant un mélange de caractères morphologiques à la fois mâles et femelles : l'habitus extérieur de son corps semble être celui d'une femme : figure imberbe, superbe chevelure, peau fine et glabre, voix à tonalité élevée, existence de mamelles, cambrure prononcée de la région lombaire, bassin élargi ; d'autre part, la conformation de ses organes génitaux externes rappelle celle d'un mâle, à l'état embryonnaire précoce de la vie intra-utérine ; quant à l'état psychique, il est dans son ensemble (idées, tendances, goûts) celui d'un homme. Les organes génitaux externes (fig. 49) sont conformés de la façon suivante : au-dessous d'un véritable mont de Vénus formant un certain relief on constate la présence d'un corps péniforme non perforé, long de 2 centimètres à l'état de repos et pouvant atteindre pendant l'érection la longueur de 4 à 5 centimètres. Ce corps péniforme se termine par un petit

gland de 1 centimètre de long, de 4 centimètres de circonférence
et de 2 centimètres de diamètre. Le gland est recouvert sur les
côtés par une sorte de prépuce prenant son insertion sur les parties

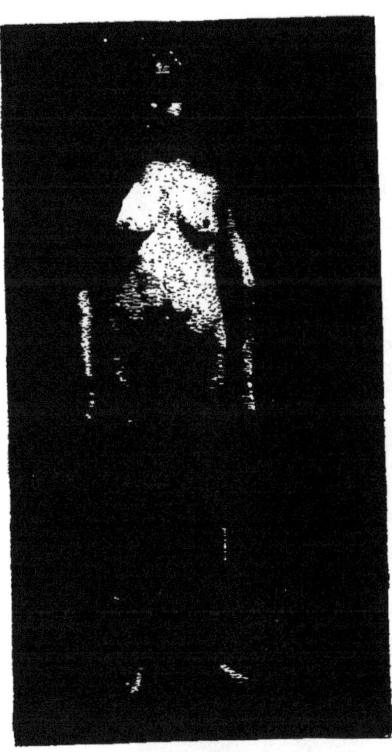

Fig. 47. — Habitus extérieur
de l'androgyne.

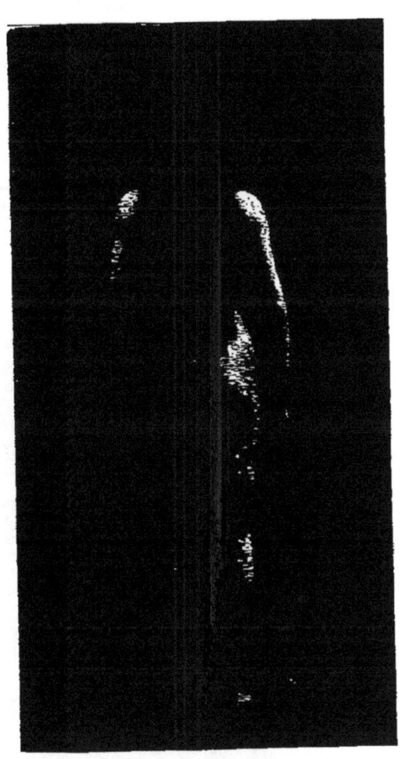

Fig. 48. — Habitus extérieur
de l'androgyne.

latérales du corps péniforme. A 3 centimètres en arrière de la base
du corps péniforme se trouve l'ouverture de l'urètre située ainsi
en hypospadias extrêmement prononcé. Entre l'extrémité du gland
et l'ouverture de l'urètre, il existe une dépression entièrement
fermée et séparant le scrotum en deux moitiés complètement indé-
pendantes.

La palpation permet de découvrir, dans chaque moitié du scrotum, l'existence d'un corps rond, de consistance rénitente, plus volumineux à droite qu'à gauche. Sur les bords internes de chaque moitié du scrotum bifide, mais principalement sur celui du côté

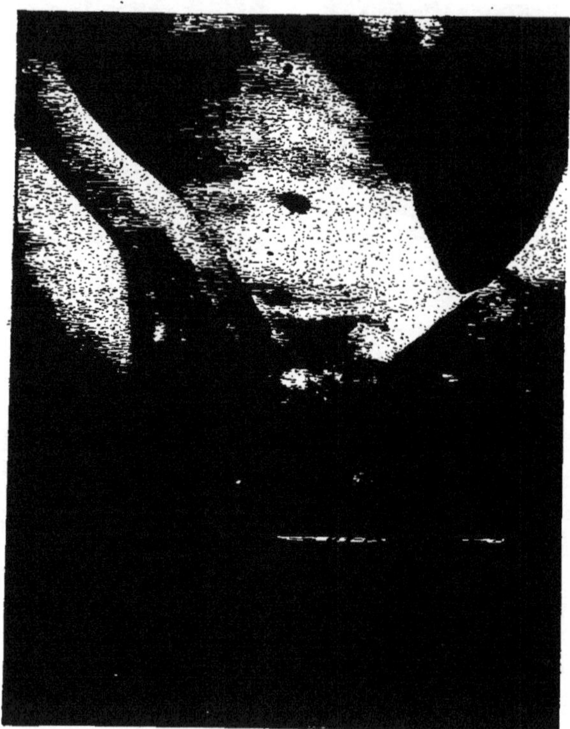

Fig. 49. — Conformation des organes génitaux externes.

droit, on constate la présence de petits replis cutanés, sortes de diverticulums disposés d'une façon linéaire, de haut en bas. En écartant fortement les deux moitiés du scrotum, on voit qu'au niveau de la partie inférieure un repli cutané unit les deux moitiés ; la soudure, marquée par un commencement du raphé, a été arrêtée dans son évolution. Ce raphé se prolonge ainsi presque jusqu'à l'anus. Ce dernier ne présente aucune augmentation de ses dimensions et n'est nullement infundibuliforme. Le cathétérisme urétral permet la pénétration rapide d'une sonde molle dans la vessie. Par le toucher rectal, on constate l'absence d'utérus. L'examen du liquide s'écoulant par l'orifice urétral après l'acte de l'onanisme a démontré l'absence de tout spermatozoïde complet ou fragmenté ; même résultat négatif avec le réactif de Florence.

Dans les antécédents héréditaires du sujet nous avons retrouvé les particularités suivantes :

Père : resté imberbe jusqu'à l'âge de 26 ans ; mal équilibré, débauché.

Mère : pieds plats ; débile intellectuelle.

Oncle maternel : pseudo-hermaphrodite masculin ; suicidé.

Tante maternelle : pseudo-hermaphrodite masculin ; prostituée.

Frère : suicidé.

Ce tableau généalogique fait ressortir d'une façon saisissante la connexité de malformations génitales avec les stigmates physiques et psychiques de la dégénérescence héréditaire.

Dans les antécédents personnels de notre pseudo-hermaphrodite on note des goûts et des tendances masculins ; on l'appelait : « garçon manqué » ou « mademoiselle-monsieur » ; il aimait les travaux où il fallait dépenser des forces physiques. Au point de vue sexuel, il se sentait attiré vers les femmes. L'état mental du sujet est celui d'un psychopathe-sexuel. Non seulement il pratique l'onanisme d'une façon exagérée, mais il s'y livre à la façon des érotiques cérébraux qui imaginent la présence d'un être du sexe opposé et restent volontairement pendant des heures dans ce rêve lubrique. Les objets appartenant à une femme l'aident à créer ce rêve, comme chez des psychopathes-fétichistes.

L'observation démontre ainsi que le pseudo-hermaphrodisme est un stigmate grave de dégénérescence héréditaire, qui s'allie dans ce cas, comme c'est la règle, à une psychopathie d'ordre sexuel. .

IV. — EXPÉRIMENTATION
SUR LES MÉDICAMENTS HYPNOTIQUES

1. Sur le sulfonal chez les aliénés in *Progrès Médical*, 1890.

1. Le sulfonal, à dose de o gr. 75 à 3 grammes, détermine le plus souvent, deux à quatre heures après l'ingestion, de quatre à neuf heures de sommeil.

2. Le sommeil sulfonalique est continu, calme et profond dans les vésanies simples ; dans les affections organiques du cerveau (paralysie générale, apoplexie cérébrale), il offre souvent des interruptions.

3. Le sulfonal n'a aucune action calmante sur l'élément douleur et il ne devient soporifique en présence de ce symptôme que lorsqu'on l'associe à la morphine.

4. En ce qui concerne l'élément «agitation» le sulfonal se montre inégal dans ses effets : tantôt il la diminue en déterminant en même temps un abattement, tantôt il ne produit aucune modification notable.

5. Le sulfonal s'accumule dans l'organisme et manifeste son action pendant plusieurs jours qui suivent l'administration d'une dose massive.

6. Ce médicament peut être supprimé sans aucune difficulté, car il n'existe pas d'accoutumance.

7. Le sulfonal a la propriété, non seulement de faire dormir, mais aussi de concourir au rétablissement de la fonction du sommeil normal.

8. Comparé au chloral, le sulfonal, à dose deux fois moindre, pro-

voque un sommeil qui dure plus longtemps. En revanche, dans les lésions organiques du cerveau, l'hydrate de chloral donne des résultats meilleurs.

9. Le sulfonal n'a aucune influence sur la sécrétion rénale, et dans aucun de nos cas nous n'avons observé l'apparition d'albumine ou de sucre.

10. Les battements cardiaques et les mouvements respiratoires s'accélèrent sous l'influence des doses de sulfonal au-dessus de 3 grammes.

11. L'appareil gastro-intestinal reste indemne sous l'influence des doses moyennes. Les nausées et les vomissements ne se sont montrés qu'avec des doses élevées (5 grammes et davantage).

12. La motilité est influencée par le sulfonal : une incoordination des mouvements des membres peut se montrer deux heures après l'ingestion des doses moyennes de ce médicament (2 à 3 grammes). Cette incoordination peut s'accompagner d'étourdissements et de céphalalgie.

13. Les réflexes ne sont pas modifiés par le sulfonal.

14. Le meilleur mode d'administration du sulfonal consiste à le donner au commencement du second repas dans un ou deux verres de bouillon ou tisane chaude.

15. Éviter de donner la même dose massive plusieurs jours de suite. Donner, le premier jour une dose massive et, les jours suivants, le quart de la dose primitive.

2. Recherches expérimentales et cliniques sur l'hédonal, hypnotique du groupe des uréthanes (en collaboration avec M. PHILIPPET). Communication au *XIe Congrès des aliénistes et neurologistes de France*, Session de Limoges, 1901.

Ce travail a été fait au laboratoire de pathologie expérimentale de M. le professeur Chantemesse, à la Faculté de Paris et, pour la partie clinique, à l'hôpital Lariboisière, dans le service du docteur Landrieux.

Au point de vue *physiologique*, l'hédonal détermine une légère hyperthermie (2 à 5 dixièmes de degré) suivie d'une réaction hypo-

thermique égale, alors que l'hydrate de chloral abaisse toujours la
température. L'hédonal agit infiniment moins que le chloral sur la
pression sanguine. Sa toxicité est de 1 gramme par kilogramme
d'animal. Il augmente le taux de l'urée.

Son action *hypnotique* est rapide, une heure et demie après l'absorption, de durée relativement brève (quatre heures pour 1 à 2 gr.).
Cette action est plus sûre chez les sujets agrypniques non aliénés ;
elle est moins active, à dose égale, que celle du chloral ou du sulfonal ; elle est aussi plus inoffensive que celle de ces derniers
médicaments.

3. **Recherches expérimentales et cliniques sur un nouveau
procédé d'anesthésie générale par le chlorure d'éthyle.** Communication à l'*Académie de médecine*, séance du 10 juin 1902, in
Bull. méd., 1902, n° 47 (en collaboration avec M. A. MALHERBE).

J'ai étudié plus particulièrement l'influence du chlorure d'éthyle
sur la tension artérielle et la fréquence du pouls dans vingt-quatre
cas de narcose par cet anesthésique. Il résulte de mes recherches
que cet anesthésique diminue la tension et que la diminution persiste pendant toute la durée du sommeil ; au réveil, la tension
revient rapidement à son degré primitif. Le nombre de pulsations
suit très exactement les modifications survenant dans le degré de la
tension artérielle, diminue pendant le sommeil, augmente et
revient au chiffre primitif au réveil.

V. — MÉDECINE LÉGALE DES ALIÉNÉS

1. La criminalité dans la paralysie générale, d'après 770 expertises médico-légales. *Soc. de méd. légale,* séance du 11 avril 1910.

D'une enquête personnelle sur la criminalité dans les diverses psychopathies organiques, toxiques et constitutionnelles soumises à mon expertise médico-légale depuis que je remplis les fonctions d'expert près le tribunal de la Seine (1899), j'ai extrait et communiqué à la Société de médecine légale les données relatives à la criminalité dans la paralysie générale. Voici mes principales impressions :

1° La proportion des paralysies générales progressives parmi les 770 inculpés soumis à mon examen psychiatrique n'a été que de 4 p. 100 (32 cas), proportion faible qui peut s'expliquer ainsi : si la syphilis et l'alcoolisme sont fréquents dans ce milieu spécial de délinquants miséreux, un autre facteur de la paralysie générale — le surmenage cérébral — y est relativement rare ;

2° Si dans l'ordre de fréquence des délits, le *vol à l'étalage* occupe dans mes observations de paralysie générale la première place (65 p. 100), la seconde y appartient au *vagabondage* (18 p. 100) ; la troisième, à l'*outrage avec rébellion* (9 p. 100) ; la quatrième seulement (3 p. 100) à l'*outrage public à la pudeur*, délit qui s'y trouve sur le même rang que l'*escroquerie*, la *filouterie d'aliments*, l'*homicide par imprudence* ;

3° *Toutes* les périodes de la paralysie générale progressive peuvent s'accompagner d'actes délictueux délirants et, contrairement à la formule de Legrand du Saulle, la période d'état a été, dans mes observations, bien plus « médico-légale » que la période prodromique. Il résulte de mes constatations que *la paralysie générale est médico-légale dans sa phase pré ou non hospitalière;*

4° L'intervention des excès alcooliques chez les paralytiques généraux progressifs soumis à mon expertise s'est fait sentir principalement à la première et à la troisième périodes (50 p. 100) ; bien moins, à la période d'état (12 p. 100).

2. Tabes et inculpation d'attentats aux mœurs.

Communications à la *Société de médecine légale*, 11 novembre 1901.
Bull. méd., 1901, n° 89.

3. La médecine légale de la folie, *in* édition française
de l'*Atlas-Manuel de psychiatrie*, Paris, 1904.

4. La législation française des aliénés. *Revue des Deux Mondes*,
t. L ; 3ᵉ éd., 1ᵉʳ avril 1909.

Ce travail est une étude comparée de la loi du 30 juin 1838 et du projet de loi qui attend actuellement le vote du Sénat, après avoir été adopté par la Chambre des députés. Pour comprendre les bons côtés de la loi dont l'opinion publique ne veut plus, il importe de savoir ce qu'était le régime des aliénés avant cette loi, au point de vue législatif, humanitaire et médical. Il y a seulement soixante-dix à quatre-vingts ans, les séquestrations arbitraires et les détentions illégales étaient faciles et fréquentes. La fortune des aliénés n'était nullement respectée. L'assistance, le traitement ne commençaient à s'humaniser qu'à Bicêtre, à la Salpêtrière, à Charenton. Dans le reste de la France, la réclusion dans l'obscurité, la puanteur et la promiscuité étaient presque l'unique moyen thérapeutique. Aussi le monde civilisé a-t-il considéré comme un bienfait immense une loi qui, par son article premier, obligeait chaque département soit à posséder pour son propre compte un établissement public destiné à recevoir et à soigner les aliénés, soit à traiter, à cet effet, avec un établissement public ou privé, après approbation du Ministre de l'Intérieur. D'autre part, cette même loi, par son article 4, édictait toute sorte de précautions destinées à empêcher la présence illégitime à l'asile des personnes non aliénées. Actuellement, le titre le plus contesté de cette loi de 1838, jugée en son temps comme admirable, est celui qui est relatif à des placements faits dans des établissements d'aliénés. On reproche, entre autres choses, au certificat médical d'internement, rédigé en vertu du § 2 de l'article 8, son caractère *définitif*. On trouve dans cette loi des lacunes : elle ne s'occupe pas de l'assistance des enfants atteints de troubles psychiques, ni des aliénés criminels, ni des criminels devenus aliénés en cours d'instruction ou après leur condamnation, ni des étrangers devenus aliénés en France.

Nous démontrons dans notre travail que la loi de 1838 est riche en prescriptions utiles. Nous disons même que si toutes ces prescriptions étaient appliquées intégralement et conformément non seulement à la lettre, mais à l'esprit de la loi, il n'y aurait à craindre ni séquestrations arbitraires, ni détentions indûment prolongées. Et nous allons jusqu'à reprocher à cette loi de s'occuper trop des conditions de *séquestration* et pas assez des conditions de *traitement* des aliénés ; nous voyons là l'influence de l'état de la psychiatrie encore primitif, dans la première moitié du dix-neuvième siècle, époque préparatoire, pendant laquelle on a seulement commencé à observer les malades d'une façon clinique sans idées théoriques préconçues, à la façon des botanistes qui examinent des plantes, les comparent et les classent...

Enfin, la loi de 1838 laisse dans l'incertitude l'administration des biens de toute personne non interdite placée comme aliénée dans un établissement public ou privé.

La loi nouvelle dont le Sénat doit s'occuper prochainement pose comme principe l'*obligation* de l'assistance et des soins nécessaires aux aliénés. Ce principe, inspiré par le fondateur de la psychiatrie française, par Esquirol, conduit à un ensemble de dispositions législatives qui ont constamment ce double but : 1° traiter l'aliéné le plus tôt et le mieux possible ; 2° garantir le malade et son entourage contre tous les méfaits pouvant résulter des troubles psychiques commençants.

Au lieu de considérer l'entrée du malade dans un asile comme définitive, la nouvelle loi la déclare *provisoire*. L'aliéné n'est pas interné, il est *placé en observation*. Mais, même pour cette entrée provisoire, toutes les formalités prévues et édictées par la loi de 1838 sont maintenues dans toute leur rigueur. L'importance pratique de cette disposition législative est grande : elle permet l'isolement précoce et rapide des malades dans l'asile d'observation et cela sans que leurs noms soient inscrits sur le registre des aliénés. C'est l'isolement sans la tare, alors que la loi de 1838 représente l'isolement avec la tare obligatoire...

Mais si le principe de la nouvelle loi, à savoir, la possibilité de traiter les malades le plus tôt et le mieux possible, est excellent, elle comprend un article qui va à l'encontre du but visé, l'article 18, qui fait intervenir au quartier d'observation le tribunal pour transformer le placement provisoire en placement définitif. Cette intervention apparaît comme inutile, parce qu'incompétente et comme nuisible, parce qu'indiscrète ; elle sera un obstacle sérieux pour décider les parents à faire entrer leurs malades *rapidement* dans des établissements spéciaux. Le contrôle est nécessaire, mais il doit être technique, scientifique et discret. Après avoir examiné toutes les autres nouveautés contenues dans le projet nouveau : les placements spontanés des personnes majeures ayant conscience de leur état d'aliénation mentale ; le traitement de l'aliéné dans sa famille sous certaines conditions médico-administratives de surveillance ; les colonies familiales départementales ; les établissements ou les quartiers annexes pour les épileptiques, les alcooliques, les idiots et les crétins ; les asiles de sûreté pour les aliénés criminels et les condamnés devenus aliénés ; les sorties d'essai ; l'administration des biens des aliénés ; la résidence obligatoire du médecin dans l'asile, le travail se termine par une série de conclusions démontrant que le projet de loi adopté par la Chambre contient d'excellents principes dont on ne trouve aucune trace dans la loi de 1838. La seule réserve importante est faite au sujet de l'article 18 qui pour des raisons longuement exposées aurait besoin d'un remaniement complet dans le sens de l'établissement d'un contrôle scientifique réel.

5. **Médecine légale de la paralysie générale**, *in* édition française
de l'*Atlas-Manuel de psychiatrie*, Paris, 1904.

6. **Le traitement et la médecine légale des psychoses alcooliques,***in* édition française de l'*Atlas-Manuel de psychiatrie*, Paris, 1904.

7. **La médecine légale de l'hystérie**, *in* édition française
de l'*Atlas-Manuel de psychiatrie*, Paris, 1904.

8. **La médecine légale des imbéciles**, *in* édition française
de l'*Atlas-Manuel de psychiatrie*, Paris, 1904.

9. **Du dermographisme chez les épileptiques au point de vue
médico-légal.** Leçon à l'Hospice de Bicêtre, 17 juin 1908. *Bull. méd.*,
22 juillet 1908. (Voir p. 68 du présent Exposé.)

VI. — ASSISTANCE DES ALIÉNÉS
ET DES ANORMAUX

1. **Étude sur l'organisation de l'Assistance publique en France**
(en russe). *Gazette médicale de Saint-Pétersbourg*, 1886.

2. **Sur l'assistance publique en Russie.** *Progrès médical*, 1889.

Dans ces deux travaux sont démontrés les bienfaits de la décentralisation en matière d'assistance hospitalière.

3. **Patronage des aliénés guéris et sortis des asiles.** Rapport
au *Congrès médical national* tenu à Saint-Pétersbourg, 1887.

1° L'aliéné indigent, sorti guéri d'un asile, a besoin d'une protection toute particulière pour ne pas être exposé aux récidives de son affection.

2° Cette protection pour être efficace doit viser un triple but : fournir à l'ancien malade des moyens de gagner sa vie, l'aider en attendant qu'il trouve du travail, le soumettre à une surveillance régulière.

4. **Réforme réalisable des services des aliénés de Bicêtre**
et de la Salpétrière. *Bulletin médical*, 1901, n° 55.

Étude tendant à rendre plus utiles les services des aliénés de l'Assistance publique : 1° en débarrassant ces services d'un certain nombre de malades chroniques et incurables remplacés par des malades aigus venant directement du Dépôt et 2° en chargeant les médecins suppléants des hospices de Bicêtre et de la Salpêtrière d'un service actif, permanent et régulier.

5. **Asiles d'État pour aliénés criminels.** *Bulletin médical,* 1901, n° 45, p. 521.

6. **Étude sur les établissements français pour les aliénés,** in édition française de l'*Atlas-Manuel de psychiatrie,* Paris, 1904.

7. **Sur le système du non-restreint,** *in* édition française de l'*Atlas-Manuel de psychiatrie,* Paris, 1904.

8. **Assistance des enfants anormaux en France,** in *Bulletin médical,* 1906 (v. p. 94 de cet Exposé).

9. **Assistance des enfants martyrs.** Melun, 1902 (v. p. 96 de cet Exposé).

10. **Assistance des pupilles difficiles de l'Assistance publique,** *Rapport au Ministère de l'Intérieur,* Paris, 1908 (voir p. 104 de cet Exposé).

11. **Assistance des enfants infirmes et incurables.** Rapport au Conseil supérieur de l'Assistance publique, in *Revue Philanthropique,* 1910, n° 153 (v. p. 101 de cet Exposé).

12. **Assistance médico-pédagogique des enfants difficiles.** *Rapport au XVIe Congrès international de Médecine de Budapest,* septembre 1909 (v. p. 104 de cet Exposé).

TABLE DES MATIÈRES

2675. — Tours, imprimerie E. Arrault et Cⁱᵉ.